W0185094

Deutsche Kodierrichtlinien

Allgemeine und spezielle Kodierrichtlinien für die Verschlüsselung von Krankheiten und Prozeduren

Version 2021

Deutsche Krankenhausgesellschaft (DKG)
GKV-Spitzenverband
Verband der Privaten Krankenversicherung (PKV)
Institut für das Entgeltsystem im Krankenhaus (InEK GmbH)

Deutscher Ärzteverlag

ISBN 978-3-7691-3726-2

aerzteverlag.de

Bibliografische Information der Deutschen Nationalbibliothek
Die Deutsche Nationalbibliothek verzeichnet diese Publikation in der Deutschen Nationalbibliografie; detaillierte bibliografische Daten sind im Internet über http://dnb.d-nb.de abrufbar.

Wichtiger Hinweis:
Die Medizin und das Gesundheitswesen unterliegen einem fortwährenden Entwicklungsprozess, sodass alle Angaben immer nur dem Wissensstand zur Zeit der Drucklegung entsprechen können.
Die angegebenen Empfehlungen wurden von Verfassern und Verlag mit größtmöglicher Sorgfalt erarbeitet und geprüft. Trotz sorgfältiger Manuskripterstellung und Korrektur des Satzes können Fehler nicht ausgeschlossen werden.
Der Benutzer ist aufgefordert, zur Auswahl sowie Dosierung von Medikamenten die Beipackzettel und Fachinformationen der Hersteller zur Kontrolle heranzuziehen und im Zweifelsfall einen Spezialisten zu konsultieren.
Der Benutzer selbst bleibt verantwortlich für jede diagnostische und therapeutische Applikation, Medikation und Dosierung.
Verfasser und Verlag übernehmen keine Verantwortung und keine daraus folgende oder sonstige Haftung für Personen-, Sach- oder Vermögensschäden, die auf irgendeine Art aus der Benutzung der in dem Werk enthaltenen Informationen oder Teilen davon entstehen.
Das Werk ist urheberrechtlich geschützt. Jede Verwertung in anderen als den gesetzlich zugelassenen Fällen bedarf deshalb der vorherigen schriftlichen Genehmigung des Verlages.

Copyright © 2020 by
Institut für das Entgeltsystem im Krankenhaus
(InEK GmbH)

Copyright © 2021 by
Deutscher Ärzteverlag GmbH, Dieselstr. 2,
50859 Köln

5 4 3 2 1 0 / 601

© 2001–2020 Copyright für die Deutschen Kodierrichtlinien:
Institut für das Entgeltsystem im Krankenhaus (InEK GmbH)

Die Vervielfältigung und Verbreitung, auch auszugsweise, ist nur mit Quellenangabe und in unveränderter Form gestattet. Alle übrigen Rechte bleiben vorbehalten.

EINLEITUNG
zu den Deutschen Kodierrichtlinien, Version 2021

Die Selbstverwaltungspartner (Deutsche Krankenhausgesellschaft, der GKV-Spitzenverband und der Verband der privaten Krankenversicherung) und das Institut für das Entgeltsystem im Krankenhaus (InEK GmbH) haben sich auf die Deutschen Kodierrichtlinien (DKR) für das Jahr 2021 unter Beteiligung von Bundesärztekammer und Deutschem Pflegerat verständigt. In den ersten Jahren der Überarbeitung stand primär eine zügige Verschlankung der komplexen Kodierrichtlinien im Vordergrund. Im Revisionsverfahren für die Version 2021 wurde eine weitere Konsolidierung im Sinne von Klarstellungen vorgenommen. Hinweise an die Selbstverwaltungspartner und das InEK wurden beraten und, sofern möglich, im Konsens in den DKR umgesetzt. Zudem wurden, wie in jedem Jahr, Anpassungen an die ICD-10-GM und den OPS in den Versionen 2021 sowie redaktionelle Änderungen vorgenommen.

Für die Version 2021 der Deutschen Kodierrichtlinien wurde der Anhang C etabliert. In diesem werden Entscheidungen des Schlichtungsausschusses auf Bundesebene zur Klärung strittiger Kodier- und Abrechnungsfragen nach § 19 KHG (Krankenhausfinanzierungsgesetz) aufgeführt, die bis zum 19.08.2020 auf den Internetseiten des Schlichtungsausschusses veröffentlicht wurden.

Es kann bei Redaktionsschluss nicht ausgeschlossen werden, dass sich im Nachgang noch weitere Änderungen aus der Verabschiedung des G-DRG-Systems, der ICD-10-GM oder des OPS jeweils in den Versionen 2021 ergeben. Gegebenenfalls nachträglich notwendige Änderungen der DKR werden gesondert bekannt gegeben.

In gewohnter Weise werden zur besseren Übersichtlichkeit die erfolgten Änderungen am Rand durch Markierungen (senkrechte Balken) gekennzeichnet. Kodierrichtlinien, in denen Inhalte des Regelwerkes für die Version 2021 eine Modifizierung oder Ergänzung erfahren haben, werden in der fortlaufenden Nummerierung der DKR mit dem Buchstaben „t“ gekennzeichnet. Darüber hinaus werden die wesentlichen Änderungen im Vergleich zur Vorversion im Anhang B zu den Kodierrichtlinien zusammenfassend dargestellt.

Danksagung

Die Deutsche Krankenhausgesellschaft, der GKV-Spitzenverband, der Verband der privaten Krankenversicherungen und das Institut für das Entgeltsystem im Krankenhaus (InEK GmbH) danken ganz herzlich Herrn Dr. Albrecht Zaiß, der die Überarbeitung der Deutschen Kodierrichtlinien unterstützt hat, sowie den Mitarbeitern des BfArM für die fachliche Begleitung.

Darüber hinaus danken wir allen Anwendern und Fachgesellschaften, die auch im Rahmen des Verfahrens zur Einbindung des medizinischen, wissenschaftlichen und weiteren Sachverstandes die Weiterentwicklung der Deutschen Kodierrichtlinien unterstützt haben.

Berlin, 2020

EINLEITUNG
zu den Deutschen Kodierrichtlinien, Version 2002

Im Rahmen des GKV Gesundheitsreformgesetzes 2000 vom 22.12.1999 wurde die Einführung eines durchgängig leistungsorientierten und pauschalierenden Entgeltsystems für die Vergütung von Krankenhausleistungen im § 17b des Krankenhausfinanzierungsgesetzes (KHG) geregelt. Am 27.06.2000 haben die Deutsche Krankenhausgesellschaft (DKG), die Spitzenverbände der Krankenkassen (GKV) und der Verband der privaten Krankenversicherung (PKV) – als zuständige Vertragspartner für die Einführung und Pflege des neuen Entgeltsystems – vereinbart, die australischen AR-DRGs (Australian Refined Diagnosis Related Groups) in der Version 4.1 als Grundlage für die Entwicklung eines deutschen DRG-Systems zu verwenden.

Da die Leistungsbeschreibung der DRGs neben anderen Kriterien im Wesentlichen über die Diagnosen- und Prozedurenklassifikationen erfolgt, müssen diese in der Lage sein, das vollständige Krankheits- und Leistungsspektrum in deutschen Krankenhäusern abzubilden. Aus diesem Grunde hat das Deutsche Institut für Medizinische Dokumentation und Information (DIMDI) im Auftrag des Bundesministeriums für Gesundheit (BMG) die amtlichen Klassifikationen überarbeitet und erstmals in ihrer neuen Fassung am 15.11.2000 bekannt gegeben. Mit Wirkung zum 01.01.2001 ist die neue Internationale Klassifikation der Krankheiten, 10. Revision, SGB-V-Ausgabe, Version 2.0 und der Operationenschlüssel nach § 301 SGB V, Version 2.0 anzuwenden. Am 16.08.2001 wurde der erneut überarbeitete Operationenschlüssel in der Version 2.1 durch das DIMDI bekannt gegeben. Dieser ist mit Wirkung zum 01.01.2002 anzuwenden.

Um die gesetzlich vorgegebene leistungsgerechte Vergütung der Krankenhäuser zu ermöglichen, ist es unerlässlich, dass vergleichbare Krankenhausfälle auch derselben DRG zugeordnet werden. Diese Forderung kann jedoch nur dann erfüllt werden, wenn Diagnosen- und Prozedurenklassifikationen in einheitlicher Weise angewendet werden. Kodierrichtlinien regeln und unterstützen diesen Prozess, um möglichst auch in schwierigen Fällen eine eindeutige Verschlüsselung zu ermöglichen.

Die Deutsche Krankenhausgesellschaft, die Spitzenverbände der Krankenkassen und der Verband der privaten Krankenversicherung haben daher in Anlehnung an bestehende australische Kodierregeln (ICD-10-AM, Australian Coding Standards, 1st Edition) die erste Gesamtfassung der „Allgemeinen und Speziellen Kodierrichtlinien“ erstellt. Diese sind bei der Verschlüsselung von Krankenhausfällen zu beachten. Sie beziehen sich auf die Verwendung der ICD-10-SGB-V, Version 2.0 und des OPS-301, Version 2.0 bis zum 31.12.2001 bzw. OPS-301 Version 2.1 ab dem 01.01.2002.

Die vollständigen Kodierrichtlinien gliedern sich in folgende Teile:

- Allgemeine Kodierrichtlinien
  - Allgemeine Kodierrichtlinien für Krankheiten
  - Allgemeine Kodierrichtlinien für Prozeduren
- Spezielle Kodierrichtlinien

Der erste Teil enthält allgemeine Richtlinien zur Kodierung von Diagnosen und Prozeduren. Es werden Begriffe wie Haupt- und Nebendiagnose definiert und Hinweise zur Verschlüsselung von Prozeduren gegeben. In den Speziellen Kodierrichtlinien werden besondere Fallkonstellationen beschrieben, die entweder der konkreten Festlegung dienen oder bei denen aus Gründen der DRG-Logik von den Allgemeinen Kodierrichtlinien abgewichen werden muss.

Für den Fall, dass zwischen den Hinweisen zur Benutzung der ICD-10 (Band 2 der WHO-Ausgabe) bzw. des OPS-301 und den Kodierrichtlinien Widersprüche bestehen, haben die Kodierrichtlinien Vorrang.

Die Kodierrichtlinien sind ein Regelwerk, das primär die Abrechnung mit DRGs unterstützt. Weiterhin tragen sie dazu bei, die notwendige Kodierqualität in den Krankenhäusern zu erzielen und gleiche Krankenhausfälle identisch zu verschlüsseln. Hierdurch gewinnt das Krankenhaus eine Grundlage für internes Management und Qualitätssicherung.

Die Berücksichtigung ausführlicher Kodierrichtlinien in deutschen Krankenhäusern ist neu und bedeutet für die dort tätigen Mitarbeiter eine erhebliche Umstellung. Für die Handhabung der Kodierrichtlinien ist eine entsprechende Schulung der Anwender in der Auswahl relevanter Informationen aus klinischen Krankenakten sowie den Grundregeln zur Benutzung des ICD-10-SGB-V und des OPS-301 erforderlich. Darüber hinaus muss die Anwendung der Kodierrichtlinien selbst erlernt werden. Insbesondere in denjenigen klinischen Bereichen, in denen bisher die Kodierung der Prozeduren eine untergeordnete Rolle spielte (z.B. konservativ medizinische Bereiche), muss das Krankenhauspersonal neben den Kodierrichtlinien auch intensiv in der Handhabung der amtlichen Klassifikationen geschult werden. Dabei sind die Hinweise für die Benutzung der Prozedurenkodes im OPS-301 von besonderer Bedeutung, weil an vielen Stellen die Kodierung zu Abrechnungszwecken eingeschränkt bzw. die Verwendung näher erläutert wird.

Die Kodierrichtlinien werden regelmäßig überarbeitet, um den medizinischen Fortschritt, Ergänzungen der klinischen Klassifikationen, Aktualisierungen des deutschen DRG-Systems und Kodiererfahrungen aus der klinischen Praxis zu berücksichtigen. Die Vertragspartner haben die Allgemeinen Kodierrichtlinien bereits im April 2001 zur Verfügung gestellt, weil die Bekanntgabe der neuen amtlichen Klassifikationen mit Wirkung zum 01.01.2001 durch das BMG mit einem erheblichen Schulungsbedarf zur Kodierung in Krankenhäusern einherging. Die herausgegebenen Allgemeinen Kodierrichtlinien sollten diese Maßnahmen sinnvoll unterstützen, sowie die Krankenhäuser bereits frühzeitig auf die Änderungen im Umgang mit den neuen Entgelten vorbereiten. In einem zweiten Schritt wurden nun die Speziellen Kodierrichtlinien fertig gestellt. Auch vor ihrer verbindlichen Einführung ist eine Übergangsfrist vorgesehen, die die Schulung und Umsetzung der Richtlinien in den Krankenhäusern ermöglichen soll.

Die australische Regierung hat ihre Kodierrichtlinien für die Anpassung in Deutschland zur Verfügung gestellt. Von der sprachlichen Übersetzung abgesehen, wurden Änderungen für Deutschland insbesondere immer dann vorgenommen, wenn die Erläuterungen in dem Regelwerk sich explizit auf die australischen Klassifikationssysteme bezogen – die sich von den deutschen unterscheiden – oder wenn unterschiedliche Versorgungs- oder Vergütungsstrukturen dies erforderten. Bei der Bearbeitung der Speziellen Kodierrichtlinien wurden darüber hinaus umfangreiche medizinische Erläuterungen gestrichen, da diese ausschließlich eine Unterstützung der in Australien für die Kodierung eingesetzten Berufsgruppe der Clinical Coder darstellen. Die Anpassung der Kodierrichtlinien für die Verschlüsselung von Prozeduren gestaltete sich auf Grund der strukturellen Unterschiede zwischen der deutschen und der australischen Prozedurenklassifikation äußerst schwierig.

Grundprinzip bei der Überarbeitung war, die Inhalte der Richtlinien insgesamt möglichst eng an die australischen Regeln anzulehnen, um zeitnah eine erste Fassung vorlegen zu können. Insofern sind diese Kodierrichtlinien lediglich als eine erste Grundlage anzusehen. Es ist davon auszugehen, dass mit der Entwicklung eigener deutscher DRGs die Kodierrichtlinien eine zunehmende Anpassung insbesondere bei den Speziellen Kodierrichtlinien erfahren werden.

Die Verantwortung für die Dokumentation von Diagnosen und Prozeduren, insbesondere der Hauptdiagnose, liegt beim behandelnden Arzt, unabhängig davon ob er selbst oder eine von ihm beauftragte Person die Verschlüsselung vornimmt.

Danksagung

Die Deutsche Krankenhausgesellschaft, die Spitzenverbände der Krankenkassen und der Verband der privaten Krankenversicherung danken für die Bereitstellung der Kodierrichtlinien der australischen Regierung, dem Commonwealth Department of Health and Aged Care (Canberra), dem National Centre for Classification in Health (Sydney), Faculty of Health Sciences, University of Sydney sowie allen an der Entwicklung der australischen Kodierregeln beteiligten Organisationen und Gremien. Darüber hinaus möchten sie sich ganz herzlich bei Herrn Dr. Zaiß, Universität Freiburg, und seinen Mitarbeitern bedanken, die die Selbstverwaltung bei der Anpassung der australischen Kodierregeln an deutsche Verhältnisse maßgeblich unterstützt haben. Außerdem wurde die Erstellung der Kodierrichtlinien dankenswerter Weise von Mitarbeitern des DIMDI fachlich begleitet.

Düsseldorf/Siegburg, 2001

INHALTSVERZEICHNIS

Einleitung zu den Deutschen Kodierrichtlinien, Version 2021 **III**

Einleitung zu den Deutschen Kodierrichtlinien, Version 2002 **V**

Inhaltsverzeichnis **IX**

Abkürzungsverzeichnis **XV**

Redaktionelle Hinweise **XVII**

I. *Allgemeine Hinweise* *XVII*
II. *Schlüsselnummern (Kodes)* *XVII*
III. *Fallbeispiele* *XIX*

Allgemeine Kodierrichtlinien **1**

Allgemeine Kodierrichtlinien für Krankheiten **3**

D001a *Allgemeine Kodierrichtlinien* *3*
D002f *Hauptdiagnose* *4*
D003l *Nebendiagnosen* *9*
D004d *Syndrome* *11*
D005d *Folgezustände und geplante Folgeeingriffe* *13*
D006e *Akute und chronische Krankheiten* *15*
D007f *Aufnahme zur Operation/Prozedur, nicht durchgeführt* *16*
D008b *Verdachtsdiagnosen* *16*
D009a *„Sonstige" und „nicht näher bezeichnete" Schlüsselnummern* *17*
D010a *Kombinations-Schlüsselnummern* *19*
D011d *Doppelkodierung* *20*
D012i *Mehrfachkodierung* *20*
D013c *Im Systematischen Verzeichnis verwendete formale Vereinbarungen* *29*
D014d *Im Alphabetischen Verzeichnis verwendete formale Vereinbarungen* *34*
D015n *Erkrankungen bzw. Störungen nach medizinischen Maßnahmen* *34*

Allgemeine Kodierrichtlinien für Prozeduren **37**

P001f *Allgemeine Kodierrichtlinien für Prozeduren* *37*
P003s *Hinweise und formale Vereinbarungen für die Benutzung des OPS* *39*
P004f *Nicht vollendete oder unterbrochene Prozedur* *47*

P005t	*Multiple Prozeduren/Prozeduren, unterschieden auf der Basis von Größe, Zeit oder Anzahl/Bilaterale Prozeduren*	*48*
P006a	*Laparoskopische/arthroskopische/endoskopische Prozeduren*	*51*
P007a	*Endoskopie multipler Gebiete (Panendoskopie)*	*52*
P008a	*Klinische Untersuchung in Allgemeinanästhesie*	*53*
P009a	*Anästhesie*	*53*
P013k	*Wiedereröffnung eines Operationsgebietes/Reoperation*	*53*
P014o	*Prozeduren, die normalerweise nicht verschlüsselt werden*	*54*
P015r	*Organentnahme und Transplantation*	*56*
P016d	*Verbringung*	*60*
P017q	*Klinische Obduktion bzw. Obduktion zur Qualitätssicherung*	*60*

Spezielle Kodierrichtlinien 61

1 Bestimmte infektiöse und parasitäre Krankheiten 63

0101f	*HIV/AIDS*	*63*
0103s	*Bakteriämie, Sepsis, SIRS und Neutropenie*	*65*

2 Neubildungen 67

0201n	*Auswahl und Reihenfolge der Kodes*	*67*
0206a	*Benachbarte Gebiete*	*71*
0208c	*Remission bei malignen immunoproliferativen Erkrankungen und Leukämie*	*72*
0209d	*Malignom in der Eigenanamnese*	*73*
0212d	*Instillation von zytotoxischen Materialien in die Harnblase*	*74*
0214d	*Lymphangiosis carcinomatosa*	*74*
0215q	*Lymphom*	*74*

3 Krankheiten des Blutes und der blutbildenden Organe sowie bestimmte Störungen mit Beteiligung des Immunsystems 77

4 Endokrine, Ernährungs- und Stoffwechselkrankheiten 79

0401h	*Diabetes mellitus*	*79*
0403d	*Zystische Fibrose*	*89*

5 Psychische und Verhaltensstörungen 91

0501e	*Psychische und Verhaltensstörungen durch psychotrope Substanzen (Drogen, Medikamente, Alkohol und Nikotin)*	*91*

6 Krankheiten des Nervensystems 93

0601i	*Schlaganfall*	*93*
0603h	*Tetraplegie und Paraplegie, nicht traumatisch*	*94*

7 Krankheiten des Auges und der Augenanhangsgebilde 95

0702a Katarakt: Sekundäre Linseninsertion 95

0704c Versagen oder Abstoßung eines Kornea-Transplantates 95

8 Krankheiten des Ohres und des Warzenfortsatzes 97

0801p Schwerhörigkeit und Taubheit 97

9 Krankheiten des Kreislaufsystems 99

0901f Ischämische Herzkrankheit 99

0902a Akutes Lungenödem 101

0903n Herzstillstand 101

0904d Hypertensive Herzkrankheit (I11.–) 101

0905d Hypertensive Nierenerkrankung (I12.–) 101

0906d Hypertensive Herz- und Nierenkrankheit (I13.–) 102

0908l Zusätzliche Prozeduren im Zusammenhang mit Herzoperationen 102

0909d Revisionen oder Reoperationen an Herz und Perikard 103

0911d Schrittmacher/Defibrillatoren 103

0912f Aufnahme zum Verschluss einer AV-Fistel oder zum Entfernen eines AV-Shunts 104

10 Krankheiten des Atmungssystems 105

1001s Maschinelle Beatmung 105

11 Krankheiten des Verdauungssystems 111

1101a Appendizitis 111

1102a Adhäsionen 111

1103a Magenulkus mit Gastritis 111

1105d Gastrointestinale Blutung 111

1107a Dehydratation bei Gastroenteritis 112

12 Krankheiten der Haut und der Unterhaut 113

1205m Plastische Chirurgie 113

13 Krankheiten des Muskel-Skelett-Systems und des Bindegewebes 115

14 Krankheiten des Urogenitalsystems 117

1401e Dialyse 117

1403d Anogenitale Warzen 117

15 Schwangerschaft, Geburt und Wochenbett **119**

1501s Definition von Lebend-, Totgeburt und Fehlgeburt 119

1504o Komplikationen nach Abort, Extrauteringravidität und Molenschwangerschaft (O08.–) 120

1505m Vorzeitige Beendigung der Schwangerschaft 121

1507e Resultat der Entbindung 122

1508n Dauer der Schwangerschaft 122

1509a Mehrlingsgeburt 123

1510p Komplikationen in der Schwangerschaft 123

1512m Abnorme Kindslagen und -einstellungen 126

1514c Verminderte Kindsbewegungen 126

1515a Uterusnarbe 126

1518a Entbindung vor der Aufnahme 126

1519m Frühgeburt, vorzeitige Wehen und frustrane Kontraktionen 127

1520n Verlängerte Schwangerschaftsdauer und Übertragung 127

1521o Protrahierte Geburt 128

1524a Verlängerung der Austreibungsphase bei Epiduralanästhesie 128

1525j Primärer und sekundärer Kaiserschnitt 128

16 Bestimmte Zustände, die ihren Ursprung in der Perinatalperiode haben **129**

1601a Neugeborene 129

1602a Definition der Zustände, die ihren Ursprung in der Perinatalperiode haben 131

1603t Besondere Maßnahmen für das kranke Neugeborene 132

1604a Atemnotsyndrom des Neugeborenen/Hyaline Membranenkrankheit/Surfactantmangel 132

1605a Massives Aspirationssyndrom und transitorische Tachypnoe beim Neugeborenen 132

1606e Hypoxisch-ischämische Enzephalopathie (HIE) 133

18 Symptome und abnorme klinische und Laborbefunde, die anderenorts nicht klassifiziert sind **135**

1804f Inkontinenz 135

1805f Fieberkrämpfe 135

1806g Schmerzdiagnosen und Schmerzbehandlungsverfahren 135

19 Verletzungen, Vergiftungen und bestimmte andere Folgen äusserer Ursachen 139

1902a *Oberflächliche Verletzungen* *139*

1903c *Fraktur und Luxation* *139*

1905l *Offene Wunden/Verletzungen* *140*

1909c *Bewusstlosigkeit* *142*

1910t *Verletzung des Rückenmarks (mit traumatischer Paraplegie und Tetraplegie)* *143*

1911s *Mehrfachverletzungen und multiple Verletzungen* *146*

1914d *Verbrennungen und Verätzungen* *148*

1915l *Missbrauch/Misshandlung von Erwachsenen und Kindern* *149*

1916k *Vergiftung durch Arzneimittel, Drogen und biologisch aktive Substanzen* *150*

1917p *Unerwünschte Nebenwirkungen von Arzneimitteln (bei Einnahme gemäß Verordnung)* *151*

Anhang A 153

Grundregeln zur Verschlüsselung (WHO) *153*

Anhang B 155

Zusammenfassung der Änderungen:
Deutsche Kodierrichtlinien Version 2021 gegenüber der Vorversion 2020 *155*

Anhang C 157

Entscheidungen des Schlichtungsausschusses auf Bundesebene zur Klärung strittiger Kodier- und Abrechnungsfragen nach § 19 KHG (Krankenhausfinanzierungsgesetz) *157*

Schlagwortverzeichnis 169

Schlüsselnummerverzeichnis 175

ICD-Kode-Index *175*

OPS-Kode-Index *181*

ABKÜRZUNGSVERZEICHNIS

Abkürzung	**Bezeichnung**
a.n.k.	anderenorts nicht klassifiziert
ABL	Abelson Murine Leukemia
Abs.	Absatz
AIDS	Acquired Immune(o) Deficiency Syndrome
AML	Akute myeloische Leukämie
AR-DRG	Australian Refined Diagnosis Related Group
AV	arteriovenös
BCG	Bacillus Calmette-Guérin
BCR	Breakpoint cluster region
BfArM	Bundesinstitut für Arzneimittel und Medizinprodukte (ehemals DIMDI, s. unten)
BGBl.	Bundesgesetzblatt
BPflV	Bundespflegesatzverordnung
BMG	Bundesministerium für Gesundheit
bzw.	beziehungsweise
Ca	Karzinom
CAD	Computer Aided Design
CAM	Computer Aided Manufacturing
CML	Chronisch myeloische Leukämie
COVID-19	Coronavirus-Krankheit-2019 (coronavirus disease 2019)
CPAP	Kontinuierlicher positiver Atemwegsdruck
CT	Computertomographie
CTG	Cardiotokographie
d.h.	das heißt
DIC	Disseminated Intravascular Coagulation
DIG	Disseminierte intravasale Gerinnung
DIMDI	Deutsches Institut für Medizinische Dokumentation und Information
DKG	Deutsche Krankenhausgesellschaft
DKR	Deutsche Kodierrichtlinie
DRG	Diagnosis Related Group
dto.	dito (gleichfalls)
EDV	Elektronische Datenverarbeitung
EKG	Elektrokardiogramm
etc.	et cetera
Exkl.	Exklusiva
ff.	und folgende
G-DRG	German Diagnosis Related Group
ggf.	gegebenenfalls
GI	gastrointestinal
GKV	Gesetzliche Krankenversicherung
GVHD	Graft-versus-host-Krankheit (Graft versus host Disease)
h	hora (Stunde)
HELLP	Haemolyses Elivated Liver enzyme levels Low Platelet count
HFNC	High flow nasal cannula
HHFNC	Humidified high flow nasal cannula

Abkürzung	Bezeichnung
HIE	Hypoxisch-ischämische Enzephalopathie
Hinw.	Hinweis
HIV	Humanes Immundefizienz-Virus
HLM	Herz-Lungen-Maschine
i. d. R.	in der Regel
ICD	Internationale Klassifikation der Krankheiten
ICD-10	Internationale Statistische Klassifikation der Krankheiten und verwandter Gesundheitsprobleme, 10. Revision
ICD-10-GM	Internationale Statistische Klassifikation der Krankheiten und verwandter Gesundheitsprobleme, 10. Revision, German Modification
ICPM	International Classification of Procedures in Medicine
InEK	Institut für das Entgeltsystem im Krankenhaus GmbH
Inkl.	Inklusiva
INR	International Normalized Ratio
KDE	Kodierempfehlung
KHEntgG	Krankenhausentgeltgesetz
KHG	Krankenhausfinanzierungsgesetz
KOF	Körperoberfläche
LMNL	Lower Motor Neuron Lesion
mbar	Millibar
MRSA	Methicillin resistenter Staphylococcus aureus
NIV	Noninvasive ventilation (nichtinvasive Beatmung)
n.n.bez.	nicht näher bezeichnet
o.Ä.	oder Ähnliche
o.g.	oben genannten
o.n.A.	ohne nähere Angabe
OPS	Operationen- und Prozedurenschlüssel
PKV	Verband der privaten Krankenversicherung
RTW	Rettungswagen
S.	Seite
s.	siehe
s.a.	siehe auch
s.o.	siehe oben
SAPS	Simplified Acute Physiology Score
SARS-CoV-2	Schweres akutes respiratorisches Syndrom Coronavirus-2 (severe acute respiratory syndrom coronavirus 2)
SGB V	Sozialgesetzbuch V
SIRS	Systemisches inflammatorisches Response-Syndrom
SSW	Schwangerschaftswoche
TAPP	transabdominal präperitoneal
u.a.	unter anderem
V.a.	Verdacht auf
WHO	Weltgesundheitsorganisation (World Health Organisation)
z.B.	zum Beispiel

REDAKTIONELLE HINWEISE

I. Allgemeine Hinweise

Die Deutschen Kodierrichtlinien (DKR) sind nach folgenden Regeln gekennzeichnet:

1. Alle Kodierrichtlinien haben eine feste 4-stellige Kennzeichnung, z.B. D001, gefolgt von einem kleinen Buchstaben zur Kennzeichnung der jeweiligen Version. Alle Kodierrichtlinien der Version 2002 haben das Kennzeichen „a". Kodierrichtlinien mit inhaltlichen Änderungen sind in der Version 2003 mit „b", in Version 2004 mit „c" usw. fortlaufend gekennzeichnet. Kodierrichtlinien mit inhaltlichen Änderungen in der Version 2021 tragen entsprechend den kleinen Buchstaben „t" am Ende. Die 4-stellige Grundnummer ändert sich nicht. Bei Verweisen auf einzelne Kodierrichtlinien im Text wurde auf die Kennzeichnung der Version mit Kleinbuchstaben verzichtet.
2. Die Allgemeinen Kodierrichtlinien für Krankheiten beginnen mit „D" gefolgt von einer 3-stelligen Zahl.
3. Die Allgemeinen Kodierrichtlinien für Prozeduren beginnen mit „P" gefolgt von einer 3-stelligen Zahl.
4. Die Speziellen Kodierrichtlinien beginnen mit der 2-stelligen Kapitelnummer gefolgt von einer 2-stelligen Zahl.

In vielen Kodierrichtlinien werden Beispiele und/oder Listen mit ICD-10-GM- bzw. OPS-Kodes aufgeführt. Diese Beispiele bzw. Listen stellen jedoch keine abschließende Aufzählung bzw. Ausdifferenzierung aller zutreffenden Kodes dar. Um die genauen Kodes zu finden, sind in den jeweiligen Klassifikationen die Querverweise mit Inklusiva, Exklusiva sowie die Hinweise zu beachten.

II. Schlüsselnummern (Kodes)

In den Deutschen Kodierrichtlinien wird auf Schlüsselnummern (Kodes) aus der ICD-10-GM und dem OPS verwiesen. Diese Kodes sind **in unterschiedlicher Schreibweise** aufgeführt.

Die Kodierrichtlinien enthalten sowohl Kodieranweisungen, die sich auf einzelne (terminale) Schlüsselnummern beziehen, als auch auf hierarchisch übergeordnete Schlüsselnummern.

Zum Teil wird in den Kodierrichtlinien ausdrücklich darauf hingewiesen, dass eine Kategorie Subkategorien/-klassen besitzt, wobei diese näher beschrieben werden. An anderen Stellen wird durch Formulierungen wie „...ist mit einem Kode aus/einem Kode der Kategorie... zu verschlüsseln" auf die Existenz von Subkategorien hingewiesen. In diesen Fällen gelten die betreffenden Kodieranweisungen für alle terminalen Kodes, die unter der angegebenen Kategorie klassifiziert sind.

Zur medizinischen Dokumentation ist immer der Kode für die spezifische Erkrankung bzw. Prozedur in der höchsten Differenziertheit (bis zur letzten Stelle des Kodes) zu verschlüsseln.

Die folgenden Tabellen präsentieren typische Beispielkodes.

Darstellung der Kodes in den Deutschen Kodierrichtlinien

1. ICD-10-GM

Beispielkode	Text (*kursiv*)	Die Kodierregel bezieht sich auf:
E10–E14	*Diabetes mellitus*	die Gruppe mit allen Subkategorien.
E10–E14, 4. Stelle „.5"	*Diabetes mellitus mit peripheren vaskulären Komplikationen*	die 4. Stellen einer Gruppe (hier 4. Stelle „.5"), einschließlich aller darunter klassifizierten Kodes.
E10–E14, 5. Stelle „1"	*Diabetes mellitus, als entgleist bezeichnet*	eine ausgewählte 5. Stelle bei den 4-Stellern „.2 - .6 sowie .8 und .9" (hier 5. Stelle „1").
E11.–	*Diabetes mellitus, Typ 2*	den Dreisteller mit allen darunter klassifizierten Kodes.
E11.5-	*Diabetes mellitus, Typ 2 mit peripheren vaskulären Komplikationen*	die Kategorie (Viersteller) mit allen darunter klassifizierten Kodes.
E11.x0	*Diabetes mellitus, Typ 2, nicht als entgleist bezeichnet*	die 5. Stelle eines Dreistellers (hier 5. Stelle „0").
I20.0	*Instabile Angina pectoris*	genau diesen Kode (endständiger Kode).
M23.2-	*Meniskusschädigung durch alten Riss oder alte Verletzung*	die Kategorie (Viersteller) mit allen darunter klassifizierten Kodes.
M23.2-[0-9]	*Meniskusschädigung durch alten Riss oder alte Verletzung*	die 5. Stellen eines Vierstellers; Teilweise werden die 5. Stellen in Listen für mehrere Kodes zusammengefasst. [0-9] weist in diesem Fall darauf hin, welche 5. Stellen sinnvoll zu kombinieren sind.
M23.2-[1,2]	*Meniskusschädigung durch alten Riss oder alte Verletzung*	zwei ausgewählte Fünfsteller (5. Stelle „1" und 5. Stelle „2"), die in Kombination mit dem angegeben Viersteller plausibel sind.

2. OPS

Beispielkode	Text (*kursiv*)	Die Kodierregel bezieht sich auf:
5-42	*Operationen am Ösophagus*	den Dreisteller und mit allen darunter klassifizierten endständigen Kodes (hier die Viersteller 5-420 bis 5-429 mit allen 5. und 6. Stellen).
5-420	*Inzision des Ösophagus*	den Viersteller und alle darunter klassifizierten endständigen Kodes mit 5. und 6. Stellen.
5-420.0	*Ösophagomyotomie*	den Fünfsteller und alle darunter klassifizierten endständigen Kodes.
5-420.00	*Ösophagomyotomie, offen chirurgisch abdominal*	genau diesen Kode (endständiger Kode).
5-420.0, .1, .2	*Inzision des Ösophagus*	drei bestimmte unter dem Viersteller (hier 5-420) klassifizierte Fünfsteller und Sechssteller.

III. Fallbeispiele

Die Deutschen Kodierrichtlinien enthalten Kodieranweisungen und passende Fallbeispiele, die zu ihrer Veranschaulichung dienen. In den Beispielen folgen der Beschreibung eines klinischen Falles die zu verwendenden Schlüsselnummern und die dazu gehörigen, kursiv gedruckten Texte der entsprechenden Klassifikation (ICD-10-GM bzw. OPS).

Während die ICD-Texte in der Regel originalgetreu aus der Klassifikation übernommen wurden, wurden die Texte für die OPS-Kodes teilweise geglättet, um redundante Informationen zu vermeiden und um dadurch sehr lange und unübersichtliche Texte zu kürzen. Sinngemäß enthalten diese jedoch in jedem Falle die volle Information des jeweiligen OPS-Kodes.

Viele Beispiele bilden die vollständige Kodierung eines stationären Falles mit sämtlichen anzugebenden Diagnosen- und Prozedurenkodes ab.

In anderen Fällen sind nur die Kodes aufgeführt, die im Zusammenhang mit der jeweiligen Kodierrichtlinie stehen; so können z.B. die Diagnosekodes in Beispielen fehlen, die die Kodierung bestimmter Prozeduren veranschaulichen, oder die Prozeduren fehlen in Beispielen, die die Zuweisung von Diagnosekodes demonstrieren.

In den Beispielen, in denen ICD-Kodes für „nicht näher bezeichnete“ Diagnosen verwendet wurden, sind die im Beispieltext angegebenen Diagnosen nach den Regeln der ICD-10-GM korrekt verschlüsselt.

Bei den Diagnosenangaben wurde mit Ausnahme von Beispiel 2 in DKR D011 *Doppelkodierung* (Seite 20) und bei den Prozedurenangaben mit Ausnahme von Beispiel 4 in DKR P005 *Multiple Prozeduren/Prozeduren, unterschieden auf der Basis von Größe, Zeit oder Anzahl/Bilaterale Prozeduren* (Seite 48) und Beispiel 1 und 2 in DKR D011 *Doppelkodierung* auf die Angabe der Seitenlokalisationen verzichtet und die ICD-Kodes bzw. OPS-Kodes ohne die Zusatzkennzeichen (R=rechts, L=links, B=beidseitig) angegeben.

Die Darstellung der Beispiele für Mehrfachkodierung entspricht den Regeln der DKR D012 *Mehrfachkodierung* (Seite 20), d.h. zum Beispiel, dass primäre Kodes des Kreuz-Stern-Systems immer mit einem Kreuz, sekundäre Kodes des Kreuz-Stern-Systems immer mit einem Stern gekennzeichnet sind.

Mit einem Ausrufezeichen gekennzeichnete sekundäre Schlüsselnummern sind zum Teil optional, in anderen Fällen obligatorisch anzugeben. Optional anzugebende ICD-Schlüsselnummern sind in den Beispielen durch einen dunkleren Hintergrund gekennzeichnet.

Die notwendige Aufbereitung der Daten gemäß Datenübermittlungsvereinbarung nach § 301 SGB V wird ebenfalls in der DKR D012 *Mehrfachkodierung* (Seite 20) anhand von Beispielen veranschaulicht. Die in der Datenübermittlungsvereinbarung geregelte Datenstruktur sieht sowohl für die Hauptdiagnose als auch für jede Nebendiagnose jeweils ein Datenfeld Primärdiagnose und Sekundärdiagnose vor. Das Datenfeld Sekundärdiagnose ist für den jeweiligen Sekundär-Diagnoseschlüssel (Kodes mit „*" oder „!") vorgesehen.

Die zertifizierten Grouper werten nur die Diagnose aus dem Feld „Primärdiagnose der Hauptdiagnose" als Hauptdiagnose. Alle anderen Diagnosen werden vom Grouper als Nebendiagnosen gewertet.

Es wird darauf hingewiesen, dass in der Darstellung der Beispiele der Kodierrichtlinien eine Unterscheidung nach Primär-Diagnoseschlüssel und Sekundär-Diagnoseschlüssel sowie eine Wiederholung von gleichen Kodes nicht vorgenommen wurde (s.a. Seite 20). Die Kodierrichtlinien regeln ausschließlich die Übertragung von Diagnosen und Prozeduren in die dafür vorgesehenen Kodes. EDV-technische Details werden hier nicht geregelt.

ALLGEMEINE KODIERRICHTLINIEN

ALLGEMEINE KODIERRICHTLINIEN FÜR KRANKHEITEN

Diese Kodierrichtlinien beziehen sich auf:

ICD-10-GM Systematisches Verzeichnis Version 2021 und

ICD-10-GM Alphabetisches Verzeichnis Version 2021

Die Deutschen Kodierrichtlinien beziehen sich aus Gründen der Übersichtlichkeit zumeist auf einen durchgängigen stationären Aufenthalt. Gleichwohl muss ein stationärer Aufenthalt nicht zwingend einem Abrechnungsfall gemäß Abrechnungsbestimmungen entsprechen. Bei einer Zusammenführung mehrerer Krankenhausaufenthalte zu einem Abrechnungsfall bzw. bei der Einbeziehung vor- oder nachstationärer Leistungen nach den geltenden Abrechnungsbestimmungen, sind sämtliche Diagnosen und Prozeduren auf den gesamten Abrechnungsfall zu beziehen. Das hat gegebenenfalls zur Folge, dass mehrere Prozeduren unter Addition der jeweiligen Mengenangaben zu einer Prozedur zusammenzuführen sind.

D001a Allgemeine Kodierrichtlinien

Die Auflistung der Diagnosen bzw. Prozeduren liegt in der Verantwortung des behandelnden Arztes. Obwohl Untersuchungsbefunde entscheidende Punkte im Kodierungsprozess sind, gibt es einige Krankheiten, die nicht immer durch Untersuchungsbefunde bestätigt werden. Zum Beispiel wird Morbus Crohn nicht immer durch eine Biopsie bestätigt.

Der behandelnde Arzt ist verantwortlich für

- die Bestätigung von Diagnosen, die verzeichnet sind, bei denen sich aber kein unterstützender Nachweis in der Krankenakte findet,

  und

- die Klärung von Diskrepanzen zwischen Untersuchungsbefunden und klinischer Dokumentation.

Die Bedeutung einer konsistenten, vollständigen Dokumentation in der Krankenakte kann nicht häufig genug betont werden. Ohne diese Art der Dokumentation ist die Anwendung aller Kodierrichtlinien eine schwierige, wenn nicht unmögliche Aufgabe.

Sich anbahnende oder drohende Krankheit

Wenn eine drohende oder sich anbahnende Krankheit in der Krankenakte dokumentiert, aber während des Krankenhausaufenthaltes nicht aufgetreten ist, muss in den ICD-10-Verzeichnissen (s.a. DKR D013 *Im Systematischen Verzeichnis verwendete formale Vereinbarungen* (Seite 29) und DKR D014 *Im Alphabetischen Verzeichnis verwendete formale Vereinbarungen* (Seite 34)) festgestellt werden, ob die Krankheit dort als sich „anbahnend" oder „drohend" unter dem Hauptbegriff oder eingerückten Unterbegriff aufgeführt ist. Wenn in den ICD-10-Verzeichnissen solch ein Eintrag existiert, dann ist die dort angegebene Schlüsselnummer zuzuordnen. Wenn solch ein Eintrag nicht existiert, dann wird die Krankheit, die als sich „anbahnend" oder „drohend" beschrieben wurde, nicht kodiert.

Beispiel 1

Ein Patient wird mit sich anbahnender Gangrän des Beins aufgenommen, die während des Krankenhausaufenthaltes aufgrund sofortiger Behandlung nicht auftritt.

Einen Eintrag „Gangrän, sich anbahnend oder drohend" gibt es in den ICD-10-Verzeichnissen nicht, und folglich ist dieser Fall anhand der zugrunde liegenden Krankheit zu kodieren, z.B. als Atherosklerose der Extremitätenarterien mit Ulzeration.

I70.24 ***Atherosklerose der Extremitätenarterien, Becken-Bein-Typ, mit Ulzeration***

Für wenige Diagnosen, die als „drohend" bezeichnet werden können, gibt die ICD-10 eine Kodierung vor, oder es finden sich entsprechende Hinweise in den ICD-10-Verzeichnissen. Für die Diagnose „Drohender Abort" zum Beispiel gibt es O20.0 *Drohender Abort*. Die Diagnose „drohender Infarkt" ist eingeschlossen in I20.0 *Instabile Angina pectoris*.

D002f Hauptdiagnose

Die Hauptdiagnose wird definiert als:

„Die Diagnose, die nach Analyse als diejenige festgestellt wurde, die hauptsächlich für die Veranlassung des stationären Krankenhausaufenthaltes des Patienten verantwortlich ist."

Der Begriff „nach Analyse" bezeichnet die Evaluation der Befunde am Ende des stationären Aufenthaltes, um diejenige Krankheit festzustellen, die hauptsächlich verantwortlich für die Veranlassung des stationären Krankenhausaufenthaltes war. Die dabei evaluierten Befunde können Informationen enthalten, die aus der medizinischen und pflegerischen Anamnese, einer psychiatrischen Untersuchung, Konsultationen von Spezialisten, einer körperlicher Untersuchung, diagnostischen Tests oder Prozeduren, chirurgischen Eingriffen und pathologischen oder radiologischen Untersuchungen gewonnen wurden. Für die Abrechnung relevante Befunde, die nach der Entlassung eingehen, sind für die Kodierung heranzuziehen.

Die nach Analyse festgestellte Hauptdiagnose muss nicht der Aufnahmediagnose oder Einweisungsdiagnose entsprechen.

Anmerkung 1: Es ist nicht auszuschließen, dass diese Definition der Hauptdiagnose vereinzelt im DRG-System keine adäquate Abbildung der Krankenhausleistung erlaubt. Im Rahmen der Entwicklung und Pflege des Entgeltsystems werden solche Fälle verfolgt und auf ggf. notwendige Maßnahmen geprüft.

Beispiel 1

Ein Patient litt am Morgen unter starkem Thoraxschmerz, wurde nach der Untersuchung durch den Notarzt per RTW zum Krankenhaus transportiert und dort in der Notambulanz untersucht. Anschließend wurde der Patient mit Verdacht auf Herzinfarkt auf die kardiologische Station aufgenommen. Im weiteren Verlauf bestätigte sich der Herzinfarkt.

Während des stationären Aufenthaltes wurden bis zur Entlassung folgende Diagnosen gestellt:

- Diabetes mellitus
- Koronarsklerose
- Myokardinfarkt

Entscheidend für die Auswahl der Hauptdiagnose sind die Umstände der Aufnahme. Somit ist der Myokardinfarkt die Hauptdiagnose, weil dieser die Aufnahme hauptsächlich veranlasste.

Bei der Festlegung der Hauptdiagnose haben die vorliegenden Kodierrichtlinien Vorrang vor allen anderen Richtlinien. Die Hinweise zur Verschlüsselung mit den ICD-10-Verzeichnissen müssen beachtet werden (s.a. DKR D013 *Im Systematischen Verzeichnis verwendete formale Vereinbarungen* (Seite 29) und DKR D014 *Im Alphabetischen Verzeichnis verwendete formale Vereinbarungen* (Seite 34)).

Zuweisung der zugrunde liegenden Krankheit als Hauptdiagnose

Wenn sich ein Patient mit einem Symptom vorstellt und die zugrunde liegende Krankheit zum Zeitpunkt der Aufnahme bekannt ist und behandelt wird bzw. während des Krankenhausaufenthaltes diagnostiziert wird, so ist die zugrunde liegende Krankheit als Hauptdiagnose zu kodieren. Zur Kodierung von Symptomen als Nebendiagnose siehe DKR D003 *Nebendiagnosen*.

Beispiel 2

Ein Patient wird zur Behandlung zunehmend starker Kopfschmerzen aufgenommen, die durch einen drei Monate vorher diagnostizierten Hirntumor hervorgerufen werden. Der Patient wird wegen Progression des Hirntumors operiert.

Hauptdiagnose:	Hirntumor
Nebendiagnose(n):	keine

Beispiel 3

Ein Patient wird mit akuten rechtsseitigen Schmerzen im Unterbauch, Fieber und Unwohlsein stationär aufgenommen. Unter der klinischen Diagnose akute Appendizitis erfolgt eine Appendektomie.

Hauptdiagnose:	Akute Appendizitis
Nebendiagnose(n):	keine

Zuweisung eines Symptoms als Hauptdiagnose

Wenn sich ein Patient mit einem Symptom vorstellt und die zugrunde liegende Krankheit zum Zeitpunkt der Aufnahme bekannt ist, jedoch nur das Symptom behandelt wird, ist das Symptom als Hauptdiagnose und die zugrunde liegende Krankheit als Nebendiagnose zu kodieren.

Beispiel 4

Ein Patient wird mit Aszites bei bekannter Leberzirrhose stationär aufgenommen. Es wird **nur** der Aszites durch eine Punktion behandelt.

Hauptdiagnose:	Aszites
Nebendiagnose(n):	Leberzirrhose

Anmerkung: Für weitere Informationen bezüglich der Auswahl der Hauptdiagnose in besonderen Fällen sind die folgenden allgemeinen Regeln und die Regeln der spezifischen Kapitel zu benutzen. Insbesondere für Aufnahmen zur Dialyse (s.a. DKR 1401 *Dialyse* (Seite 117)) gibt es eine spezielle Kodierrichtlinie für die Auswahl der Hauptdiagnose.

Schlüsselnummern für Symptome, Befunde und ungenau bezeichnete Zustände

Schlüsselnummern für Symptome, Befunde und ungenau bezeichnete Zustände aus Kapitel XVIII *Symptome und abnorme klinische und Laborbefunde, die anderenorts nicht klassifiziert sind* sind nicht als Hauptdiagnose zu verwenden, sobald eine die Symptomatik, etc. erklärende definitive Diagnose ermittelt wurde.

Die Anmerkungen zu Beginn von Kapitel XVIII in der ICD-10-GM helfen bei der Bestimmung, wann Schlüsselnummern aus den Kategorien R00–R99 dennoch angegeben werden.

Zwei oder mehr Diagnosen, die gleichermaßen der Definition der Hauptdiagnose entsprechen

Wenn zwei oder mehrere Diagnosen in Bezug zu Aufnahme, Untersuchungsbefunden und/oder der durchgeführten Therapie gleichermaßen die Kriterien für die Hauptdiagnose erfüllen und ICD-10-Verzeichnisse und Kodierrichtlinien keine Verschlüsselungsanweisungen geben, muss vom behandelnden Arzt entschieden werden, welche Diagnose am besten der Hauptdiagnose-Definition entspricht. Nur in diesem Fall ist vom behandelnden Arzt diejenige auszuwählen, die für Untersuchung und/oder Behandlung die meisten Ressourcen verbraucht hat. Hierbei ist es unerheblich, ob die Krankheiten verwandt sind oder nicht.

Schlüsselnummern aus Z03.0 bis Z03.9 Ärztliche Beobachtung und Beurteilung von Verdachtsfällen, Verdacht ausgeschlossen

Schlüsselnummern aus Z03.0 bis Z03.9 werden **ausschließlich dann** als **Hauptdiagnose** für die Abklärung des Gesundheitszustandes des Patienten zugeordnet, wenn es Hinweise auf die Existenz eines abnormen Zustandes, auf die Folge eines Unfalls oder eines anderen Ereignisses mit typischerweise nachfolgenden Gesundheitsproblemen gibt und sich der Krankheitsverdacht **nicht** bestätigt und eine Behandlung derzeit **nicht** erforderlich ist.

Beispiel 5

Ein Kleinkind wird von der Mutter mit einer leeren Tablettenschachtel gefunden. Der Verbleib des Inhaltes ist unklar. Bei dem Kind bestehen keine Symptome, es wird aber zur Beobachtung wegen des Verdachtes einer Medikamenteningestion stationär aufgenommen.
Im Verlauf zeigte sich kein Anhalt für eine Tabletteningestion.

Hauptdiagnose:	Z03.6	*Beobachtung bei Verdacht auf toxische Wirkung von aufgenommenen Substanzen*
Nebendiagnose(n):		keine

Können für die Hauptdiagnose spezifischere Schlüsselnummern angegeben werden, haben diese Vorrang vor einer Schlüsselnummer aus der Kategorie Z03.– *Ärztliche Beobachtung und Beurteilung von Verdachtsfällen, Verdacht ausgeschlossen.* Wenn ein Symptom, das mit der Verdachtsdiagnose im Zusammenhang steht, vorliegt, wird die Symptom-Schlüsselnummer als Hauptdiagnose zugewiesen, nicht ein Kode aus der Kategorie Z03.– *Ärztliche Beobachtung und Beurteilung von Verdachtsfällen, Verdacht ausgeschlossen* (s.a. DKR D008 *Verdachtsdiagnosen* (Seite 16)).

Wenn zwei oder mehrere Befunde/Symptome bei der Beobachtung des Verdachtsfalles für die Hauptdiagnose in Frage kommen, so ist vom behandelnden Arzt diejenige auszuwählen, die die meisten Ressourcen verbraucht hat.

Interne Verlegungen zwischen Abteilungen nach BPflV und KHEntgG

Bei Krankenhaus-internen Verlegungen von Patienten zwischen Abteilungen, die nach Bundespflegesatzverordnung (BPflV) abrechnen (z.B. Psychiatrie), und Abteilungen, die nach Krankenhausentgeltgesetz (KHEntgG) abrechnen, sind folgende Regeln zu beachten:

- Jede Abteilung dokumentiert und kodiert nach den für sie gültigen Regeln.
- Wird ein Patient **erstmalig** intern in eine Abteilung nach KHEntgG verlegt, so ist die Hauptdiagnosendefinition auf die Symptome/Diagnosen anzuwenden, die hauptsächlich für die Veranlassung des Aufenthaltes in dieser Abteilung verantwortlich sind (siehe Beispiel 6).
- Wird ein Patient mehrfach intern zwischen Abteilungen nach KHEntgG und BPflV verlegt, so gilt für die Auswahl der Hauptdiagnose aus den Diagnosen der Abteilungen nach KHEntgG die analoge Regelung wie sie für Rückverlegungen aus anderen Krankenhäusern (siehe unten) gilt.

Beispiel 6

Ein Patient wird wegen einer Schizophrenie in die Psychiatrie aufgenommen. Während des stationären Verlaufs entwickelt der Patient ein akutes Abdomen. Nach Verlegung in die Chirurgie findet sich dort als Ursache für die Symptomatik eine akute Cholezystitis. Die Schizophrenie wird weiterbehandelt.

Psychiatrie (BPflV)

Hauptdiagnose:	Schizophrenie
Nebendiagnose(n):	Akutes Abdomen

Chirurgie (KHEntgG)

Hauptdiagnose:	Akute Cholezystitis
Nebendiagnose(n):	Schizophrenie

Wiederaufnahme in dasselbe Krankenhaus

In allen Fällen einer Zusammenfassung von Falldaten zu einem Fall und einer Neueinstufung in eine Fallpauschale ist folgendes zu beachten:

- Sofern beide Aufenthalte gemäß Abrechnungsbestimmungen (Näheres siehe dort) mittels einer Fallpauschale (DRG) abgerechnet werden, werden die Symptome/Diagnosen und Prozeduren beider Aufenthalte zusammen betrachtet. Auf diese Symptome/Diagnosen ist die Hauptdiagnosendefinition anzuwenden.

Rückverlegungen aus anderen Krankenhäusern

Bei Rückverlegungen aus anderen Krankenhäusern (z.B. KH A → KH B → KH A) ist folgendes zu beachten:

- Sofern beide Aufenthalte in KH A gemäß Abrechnungsbestimmungen (Näheres siehe dort) mittels einer Fallpauschale (DRG) abgerechnet werden, werden die Symptome/ Diagnosen und Prozeduren beider Aufenthalte zusammen betrachtet. Auf diese Symptome/Diagnosen ist die Hauptdiagnosendefinition anzuwenden.

Beispiel 7

Ein Patient mit atherosklerotischer Herzkrankheit wird mit instabiler Angina pectoris in Krankenhaus A aufgenommen. Zur weiteren Diagnostik und Therapie wird er in das Krankenhaus B verlegt. Bei den dortigen Untersuchungen findet sich ein Herzinfarkt. Der Patient wird anschließend durch eine Koronarbypassanlage versorgt. In stabilem Zustand wird er in das Krankenhaus A rückverlegt.

Krankenhaus A: 1. Aufenthalt

Hauptdiagnose:	Instabile Angina pectoris
Nebendiagnose(n):	Atherosklerotische Herzkrankheit

Krankenhaus B:

Hauptdiagnose:	Myokardinfarkt
Nebendiagnose(n):	Atherosklerotische Herzkrankheit

Krankenhaus A: 2. Aufenthalt

Hauptdiagnose:	Myokardinfarkt
Nebendiagnose(n):	Atherosklerotische Herzkrankheit
	Vorhandensein eines aortokoronaren Bypasses

Nach Rückverlegung des Patienten werden im Krankenhaus A die Diagnosen aus dem 1. und 2. Aufenthalt betrachtet, um die Haupt- und Nebendiagnosen zu bestimmen. Gemäß DKR 0901 *Ischämische Herzkrankheit* wird eine instabile Angina pectoris bei Vorliegen eines Herzinfarktes nicht kodiert.

Krankenhaus A: Gesamtaufenthalt

Hauptdiagnose:	Myokardinfarkt
Nebendiagnose(n):	Atherosklerotische Herzkrankheit
	Vorhandensein eines aortokoronaren Bypasses

D003l Nebendiagnosen

Die Nebendiagnose ist definiert als:

„Eine Krankheit oder Beschwerde, die entweder gleichzeitig mit der Hauptdiagnose besteht oder sich während des Krankenhausaufenthaltes entwickelt."

Für Kodierungszwecke müssen Nebendiagnosen als Krankheiten interpretiert werden, die das Patientenmanagement in der Weise beeinflussen, dass irgendeiner der folgenden Faktoren erforderlich ist:

- therapeutische Maßnahmen
- diagnostische Maßnahmen
- erhöhter Betreuungs-, Pflege- und/oder Überwachungsaufwand

Bei Patienten, bei denen einer dieser erbrachten Faktoren auf mehrere Diagnosen (entweder Hauptdiagnose und Nebendiagnose(n) oder mehrere Nebendiagnosen) ausgerichtet ist, können alle betroffenen Diagnosen kodiert werden. Somit ist es unerheblich, ob die therapeutische(n)/diagnostische(n) Maßnahme(n) bzw. der erhöhte Betreuungs-, Pflege- und/oder Überwachungsaufwand auch in Bezug auf die Hauptdiagnose geboten waren.

Beispiel 1

Ein Patient wird für die Nebendiagnosen koronare Herzkrankheit, arterieller Hypertonus und Herzinsuffizienz mit einem Betablocker behandelt.

Nebendiagnose(n):	Koronare Herzkrankheit
	Arterieller Hypertonus
	Herzinsuffizienz

Krankheiten, die z.B. durch den Anästhesisten während der präoperativen Beurteilung dokumentiert wurden, werden nur kodiert, wenn sie den oben genannten Kriterien entsprechen. Sofern eine Begleitkrankheit das Standardvorgehen für eine spezielle Prozedur beeinflusst, wird diese Krankheit als Nebendiagnose kodiert.

Anamnestische Diagnosen, die das Patientenmanagement gemäß obiger Definition nicht beeinflusst haben, wie z.B. eine ausgeheilte Pneumonie vor 6 Monaten oder ein abgeheiltes Ulkus, werden nicht kodiert.

Beispiel 2

Eine Patientin wird zur Behandlung einer chronischen myeloischen Leukämie (CML) stationär aufgenommen. In der Anamnese gibt sie eine Knieoperation vor 10 Jahren wegen eines Außenmeniskusschadens an. Danach war sie beschwerdefrei. Eine bekannte koronare Herzkrankheit wird medikamentös weiterbehandelt. Die sonografische Untersuchung der abdominellen Lymphknoten zeigt auch ein bekanntes Uterusmyom, das keine weitere Diagnostik und Behandlung erfordert. Während des stationären Aufenthaltes kommt es zu einer depressiven Reaktion mit Therapie durch Antidepressiva. Wegen anhaltender Lumbalgien wird die Patientin krankengymnastisch betreut.

Hauptdiagnose:	Chronisch myeloische Leukämie (CML)
Nebendiagnose(n):	Depressive Reaktion
	Lumbalgien
	Koronare Herzkrankheit

Die Nebendiagnosen erfüllen die obige Definition (Ressourcenverbrauch) und sind deshalb zu dokumentieren.
Die sonstigen Diagnosen (Uterus myomatosus, Z.n. OP nach Außenmeniskusschaden) erfüllen diese Definition nicht und werden deshalb für das DRG-System nicht dokumentiert. Sie sind jedoch für die medizinische Dokumentation und die ärztliche Kommunikation von Bedeutung.

Beispiel 3

Ein Patient, der wegen einer Pneumonie stationär aufgenommen wird, hat zusätzlich einen Diabetes mellitus. Das Pflegepersonal prüft täglich den Blutzucker, und der Patient bekommt eine Diabetes-Diät.

Hauptdiagnose:	Pneumonie
Nebendiagnose(n):	Diabetes mellitus

Beispiel 4

Ein 60 Jahre alter Patient mit Varikose wird zur Behandlung von Ulzera am Unterschenkel aufgenommen. Aufgrund einer früheren Unterschenkelamputation benötigt der Patient zusätzliche Unterstützung durch das Pflegepersonal.

Hauptdiagnose:	Variköse Ulzera am Bein
Nebendiagnose(n):	Unterschenkelamputation in der Eigenanamnese

Beispiel 5

Eine adipöse, ältere Patientin wird wegen Cholezystolithiasis zur Cholezystektomie aufgenommen. Postoperativ erleidet sie eine Lungenembolie.

Hauptdiagnose:	Cholezystolithiasis
Nebendiagnose(n):	Lungenembolie
	Adipositas

Symptome als Nebendiagnose

Für Symptome gelten die Regelungen zur Kodierung von Nebendiagnosen entsprechend.

Beispiel 6

Ein Patient wird zur Behandlung einer fortgeschrittenen alkoholischen Leberzirrhose stationär aufgenommen. Es besteht ein ausgeprägter Aszites, der Auswirkungen u. a. auf die Atmung sowie auf die Nierenfunktion hat. Er wird u. a. mittels Entlastungspunktionen behandelt.

Hauptdiagnose:	Alkoholische Leberzirrhose
Nebendiagnose(n):	Aszites

Reihenfolge der Nebendiagnosen

Es gibt keine Kodierrichtlinie, die die Reihenfolge der Nebendiagnosen regelt. Jedoch sollten die bedeutenderen Nebendiagnosen, insbesondere Komplikationen und Komorbiditäten, zuerst angegeben werden, da die Anzahl der zur Verfügung stehenden Schlüsselnummer-Felder begrenzt ist. Wird zur Verschlüsselung einer Diagnose mehr als ein Kode benötigt (z.B. Kreuz-Stern-System), so ist für die Reihenfolge DKR D012 *Mehrfachkodierung* (Seite 20) zu beachten.

Abnorme Befunde

Abnorme Labor-, Röntgen-, Pathologie- und andere diagnostische Befunde werden nicht kodiert, es sei denn, sie haben eine klinische Bedeutung im Sinne einer therapeutischen Konsequenz oder einer weiterführenden Diagnostik (nicht allein Kontrolle der abnormen Werte).

Beispiel 7

Ein Patient wird wegen einer Pneumonie stationär aufgenommen. Im Labortest wird eine leicht erhöhte Gamma-GT, die ausschließlich kontrolliert wird und keine weiteren diagnostischen oder therapeutischen Maßnahmen nach sich zieht, gefunden.

Hauptdiagnose: Pneumonie

Anmerkung: Die erhöhte Gamma-GT erfüllt nicht die Definition einer Nebendiagnose und wird deshalb für das DRG-System nicht dokumentiert. Sie ist jedoch für die medizinische Dokumentation und die ärztliche Kommunikation von Bedeutung.

D004d Syndrome

Wenn es für ein Syndrom in den ICD-10-Verzeichnissen einen spezifischen Kode gibt, so ist er für dieses Syndrom zu verwenden. Grundsätzlich ist dabei die Definition der Hauptdiagnose zu beachten, so dass bei einer im Vordergrund stehenden spezifischen Manifestation des Syndroms (z.B. Herzfehler) die Kodierung des Behandlungsanlasses zur Hauptdiagnose wird (siehe DKR D002 *Hauptdiagnose* (Seite 4)).

Beispiel 1

Ein dysmorphes Kind wird zur Syndromabklärung stationär aufgenommen. Die Untersuchungen bestätigen die Diagnose Trisomie 21, meiotische Non-disjunction (Down-Syndrom).

Hauptdiagnose:	Q90.0	*Trisomie 21, meiotische Non-disjunction*

Beispiel 2

Ein Kind mit Trisomie 21, meiotische Non-disjunction (Down-Syndrom) wird wegen eines angeborenen Ventrikelseptumdefektes zur Herz-Operation aufgenommen.

Hauptdiagnose:	Q21.0	*Ventrikelseptumdefekt*
Nebendiagnose(n):	Q90.0	*Trisomie 21, meiotische Non-disjunction*

Sehen die ICD-10-Verzeichnisse keine spezifische Schlüsselnummer für das Syndrom vor, so sind die einzelnen Manifestationen zu verschlüsseln.

Sobald zwei Manifestationen der Definition der Hauptdiagnose entsprechen, ist bei der Kodierung nach DKR D002 *Hauptdiagnose* Absatz *„Zwei oder mehr Diagnosen, die gleichermaßen der Definition der Hauptdiagnose entsprechen"* (Seite 6) zu verfahren.

Bei angeborenem Syndrom ist eine zusätzliche Schlüsselnummer aus der Kategorie Q87.– *Sonstige näher bezeichnete angeborene Fehlbildungssyndrome mit Beteiligung mehrerer Systeme* als Nebendiagnose zu den bereits kodierten benannten Manifestationen zu kodieren. Die Zusatzschlüsselnummer dient als Hinweis, dass dies ein Syndrom ist, dem keine spezifische Schlüsselnummer der ICD-10-GM zugewiesen ist.

Beispiel 3

Ein Kind mit Galloway-Mowat-Syndrom (Symptomenkombination aus Mikrozephalie, Hiatushernie und Nephrose, autosomal-rezessiv vererbt) wird zur Nierenbiopsie aufgenommen. Histologisch finden sich fokale und segmentale glomeruläre Läsionen.

Hauptdiagnose:	N04.1	*Nephrotisches Syndrom, fokale und segmentale glomeruläre Läsionen*
Nebendiagnose(n):	Q40.1	*Angeborene Hiatushernie*
	Q02	*Mikrozephalie*
	Q87.8	*Sonstige näher bezeichnete angeborene Fehlbildungssyndrome, anderenorts nicht klassifiziert*
Prozedur:	1-463.0	*Perkutane (Nadel-)Biopsie an Harnorganen und männlichen Genitalorganen, Niere*

D005d Folgezustände und geplante Folgeeingriffe

Folgezustände oder Spätfolgen einer Krankheit sind **aktuelle** Krankheitszustände, die durch eine frühere Krankheit hervorgerufen wurden.

Es gibt keine allgemeine zeitliche Beschränkung für die Verwendung der Schlüsselnummern für Folgezustände. Der Folgezustand kann schon im Frühstadium des Krankheitsprozesses offenbar werden, z.B. neurologische Defizite als Folge eines Hirninfarktes, oder er zeigt sich Jahre später, z.B. die chronische Niereninsuffizienz als Folge einer früheren Nierentuberkulose.

Die Kodierung der Folgezustände von Krankheiten erfordert zwei Schlüsselnummern:

- eine für den aktuellen Rest-/Folgezustand und
- eine Schlüsselnummer („Folgen von ...“), die ausdrückt, dass dieser Zustand Folge einer früheren Krankheit ist.

Der Restzustand oder die Art der Folgezustände werden an erster Stelle angegeben, gefolgt von der Schlüsselnummer „Folgen von ...“.

Beispiel 1

Einseitige Erblindung aufgrund eines früheren Trachoms

H54.4	*Blindheit und hochgradige Sehbehinderung, monokular*
B94.0	*Folgezustände des Trachoms*

Beispiel 2

Monoplegie des Oberarms aufgrund einer früheren akuten Poliomyelitis

G83.2	*Monoparese und Monoplegie einer oberen Extremität*
B91	*Folgezustände der Poliomyelitis*

Beispiel 3

Spastische Hemiplegie aufgrund einer früheren Hirnembolie

G81.1	*Spastische Hemiparese und Hemiplegie*
I69.4	*Folgen eines Schlaganfalls, nicht als Blutung oder Infarkt bezeichnet*

Beispiel 4

Ein Patient wird zur Behandlung einer Fehlstellung, die Folge einer abgeheilten Radiusfraktur ist, stationär aufgenommen.

Hauptdiagnose:	M84.03	*Frakturheilung in Fehlstellung, Unterarm*
Nebendiagnose(n):	T92.1	*Folgen einer Fraktur des Armes*

Wird ein Patient dagegen beispielsweise zu einer Sehnenoperation bei einem vor zwei Wochen stattgefundenen Sehnenriss im Fingerbereich aufgenommen, ist dies **nicht** als „Folgeerscheinung" zu kodieren, da der Riss immer noch behandelt wird.

Spezifische Schlüsselnummern für die Ursachen von Spätfolgen sind:

B90.–	*Folgezustände der Tuberkulose*
B91	*Folgezustände der Poliomyelitis*
B92	*Folgezustände der Lepra*
B94.–	*Folgezustände sonstiger und nicht näher bezeichneter infektiöser und parasitärer Krankheiten*
E64.–	*Folgen von Mangelernährung oder sonstigen alimentären Mangelzuständen*
E68	*Folgen der Überernährung*
G09	*Folgen entzündlicher Krankheiten des Zentralnervensystems*
I69.–	*Folgen einer zerebrovaskulären Krankheit*
O94	*Folgen von Komplikationen während Schwangerschaft, Geburt und Wochenbett*
T90–T98	*Folgen von Verletzungen, Vergiftungen und sonstigen Auswirkungen äußerer Ursachen*

Behandlung einer akuten Verletzung/Verbrennung und geplanter Folgeeingriff

Für die initiale und nachfolgende Behandlung einer aktuellen Verletzung/Verbrennung ist der Kode für die Verletzung/Verbrennung (weiterhin) als Hauptdiagnose zu verwenden.

Auch bei einer Aufnahme zu einer zweiten oder weiteren Operation nach einem Ersteingriff, die zum Zeitpunkt des Ersteingriffs im Rahmen der Gesamtbehandlung bereits als Folgeeingriff geplant war, wird die ursprüngliche Krankheit als Hauptdiagnose kodiert. Das gilt auch dann, wenn die ursprüngliche Krankheit nicht mehr vorhanden ist (siehe Beispiel 5 und 6).

Beispiel 5

Ein Patient wird zur geplanten Rückverlagerung eines Kolostomas, das bei einer früheren Operation wegen einer Sigmadivertikulitis angelegt wurde, stationär aufgenommen. Die Sigmadivertikulitis ist inzwischen abgeheilt.

Hauptdiagnose:	Sigmadivertikulitis
Nebendiagnose(n):	Versorgung eines Kolostomas

Metallentfernungen und andere **weitere Behandlungen** einer Verletzung (z.B. Entfernung eines orthopädischen Nagels) sind zu unterscheiden von der Behandlung einer Folgeerscheinung der ursprünglichen Verletzung (siehe Beispiel 4). Diese Fälle sind mit dem passenden Kode für die ursprüngliche Verletzung als Hauptdiagnose gefolgt von einem zutreffenden Kode aus Kapitel XXI (z.B. Z47.0 *Entfernung einer Metallplatte oder einer* *anderen inneren Fixationsvorrichtung*) als Nebendiagnose zu verschlüsseln, der zusammen mit dem entsprechenden Kode für die Prozedur den Bedarf einer weiteren Behandlung anzeigt.

Beispiel 6

Ein Patient wird zur Metallentfernung ein Jahr nach einer distalen Radiusfraktur (mit Luxation des Ulnakopfes), die mit einer Platte versorgt wurde, stationär aufgenommen.

Hauptdiagnose:	S52.31	*Fraktur des distalen Radiusschaftes mit Luxation des Ulnakopfes*
Nebendiagnose(n):	Z47.0	*Entfernung einer Metallplatte oder einer anderen inneren Fixationsvorrichtung*
Prozedur(en):	5-787.35	*Entfernung von Osteosynthesematerial, Platte, Radiusschaft*

D006e Akute und chronische Krankheiten

Leidet ein Patient gleichzeitig an der chronischen und akuten Form derselben Krankheit, wie z.B. akute Exazerbation einer chronischen Krankheit, so wird nur dann die akute Form der Krankheit als Hauptdiagnose und die chronische Form als Nebendiagnose kodiert, wenn es für die akute und chronische Form dieser Krankheit unterschiedliche Schlüsselnummern gibt.

Beispiel 1

Ein Patient wird wegen akuten Schubs bei chronischer idiopathischer Pankreatitis ohne Organkomplikationen aufgenommen.

Hauptdiagnose:	K85.00	*Idiopathische akute Pankreatitis ohne Angabe einer Organkomplikation*
Nebendiagnose(n):	K86.1	*Sonstige chronische Pankreatitis*

Ausnahmen: Dieses Kriterium darf nicht verwendet werden, wenn:

a) die ICD-10-GM für die Kombination eine eigene Schlüsselnummer vorsieht, z.B.:

   J44.1- ***Chronische** obstruktive Lungenkrankheit mit **akuter** Exazerbation, nicht näher bezeichnet*

b) die ICD-10-GM eine gegenteilige Anweisung gibt, z.B.:

   C92.0- ***Akute** myeloblastische Leukämie [AML]*
   *Exkl.: **Akute** Exazerbation einer **chronischen** myeloischen Leukämie* (C92.1-)

   C92.1- *Chronische myeloische Leukämie [CML], BCR/ABL-positiv*

   Hier wird nur C92.1- und der Remissionsstatus an fünfter Stelle kodiert.

c) die ICD-10-GM darauf hinweist, dass nur eine Schlüsselnummer erforderlich ist. Zum Beispiel weist bei der Kodierung von „akuter Schub bei chronischer mesenterialer Lymphadenitis" das Alphabetische Verzeichnis darauf hin, dass die **akute** Krankheit nicht getrennt kodiert werden muss, da sie in runden Klammern nach dem Hauptbegriff aufgeführt ist (d.h. als nicht wesentlicher Modifizierer):

   Mesenteriale Lymphadenitis (akut) (chronisch) I88.0

D007f Aufnahme zur Operation/Prozedur, nicht durchgeführt

Wenn ein Patient für eine Operation/Prozedur stationär aufgenommen wurde, die aus irgendeinem Grund nicht durchgeführt und der Patient entlassen wurde, ist wie folgt zu kodieren:

a) Wenn die Operation/Prozedur aus technischen Gründen nicht ausgeführt wurde:

Beispiel 1

Ein Patient wurde aufgenommen zwecks Insertion von Paukenröhrchen bei Seromukotympanon. Die Operation wurde aus technischen Gründen verschoben.

Hauptdiagnose:	H65.3	*Chronische muköse Otitis media*
Nebendiagnose(n):	Z53	*Personen, die Einrichtungen des Gesundheitswesens wegen spezifischer Maßnahmen aufgesucht haben, die aber nicht durchgeführt wurden*

b) Wenn die Operation/Prozedur auf Grund einer Krankheit oder einer Komplikation, die nach Aufnahme aufgetreten ist, nicht ausgeführt wurde:

Beispiel 2

Ein Patient mit Tonsillitis wurde zur Tonsillektomie aufgenommen. Die Operation wurde aufgrund einer akuten Sinusitis frontalis verschoben.

Hauptdiagnose:	J35.0	*Chronische Tonsillitis*
Nebendiagnose(n):	Z53	*Personen, die Einrichtungen des Gesundheitswesens wegen spezifischer Maßnahmen aufgesucht haben, die aber nicht durchgeführt wurden*
	J01.1	*Akute Sinusitis frontalis*

D008b Verdachtsdiagnosen

Verdachtsdiagnosen im Sinne dieser Kodierrichtlinie sind Diagnosen, die **am Ende eines stationären Aufenthaltes** weder sicher bestätigt noch sicher ausgeschlossen sind.

Verdachtsdiagnosen werden unterschiedlich kodiert, abhängig davon, ob der Patient nach Hause entlassen oder in ein anderes Krankenhaus verlegt wurde.

Entlassung nach Hause

Wenn Untersuchungen vorgenommen, aber **keine** Behandlung in Bezug auf die Verdachtsdiagnose eingeleitet wurde, ist/sind das/die **Symptom/e** zu kodieren (siehe Beispiel 1 und DKR D002 *Hauptdiagnose* (Seite 4)).

Beispiel 1

Ein Kind wurde wegen rechtseitigen Schmerzen im Unterbauch mit Verdacht auf Appendizitis aufgenommen. Die Untersuchungen während des stationären Aufenthaltes haben die Diagnose einer Appendizitis nicht bestätigt. Eine spezifische Behandlung der Appendizitis wurde nicht durchgeführt.

Hauptdiagnose:	R10.3	*Schmerzen mit Lokalisation in anderen Teilen des Unterbauches*

Wenn eine **Behandlung** eingeleitet wurde und die Untersuchungsergebnisse nicht eindeutig waren, ist die **Verdachtsdiagnose** zu kodieren.

Beispiel 2

Ein Patient wurde mit Verdacht auf Meningitis wegen starken Kopfschmerzen aufgenommen. Die Untersuchungen während des stationären Aufenthaltes haben die Diagnose einer Meningitis weder bestätigt noch sicher ausgeschlossen. Eine spezifische Behandlung der Meningitis wurde jedoch eingeleitet.

Hauptdiagnose:	G03.9	*Meningitis, nicht näher bezeichnet*

Verlegung in ein anderes Krankenhaus

Wenn ein Patient mit einer Verdachtsdiagnose verlegt wird, ist vom verlegenden Krankenhaus die Verdachtsdiagnose-Schlüsselnummer zu kodieren.

Von dem verlegenden Krankenhaus dürfen zur Kodierung nur die zum Zeitpunkt der Verlegung erhältlichen Informationen verwendet werden. Spätere Informationen aus dem Krankenhaus, in welches der Patient verlegt wurde, dürfen die Kodierungsentscheidung nachträglich nicht beeinflussen.

Wird beispielsweise ein Patient mit der Verdachtsdiagnose Meningitis verlegt und der Fall vom verlegenden Krankenhaus als Meningitis kodiert, so ist die Schlüsselnummer für Meningitis vom verlegenden Krankenhaus nachträglich nicht zu ändern. Dies gilt auch dann, wenn vom zweitbehandelnden Krankenhaus der Entlassungsbericht zugesandt wird und sich daraus ergibt, dass der Patient laut Untersuchung keine Meningitis hatte.

D009a „Sonstige" und „nicht näher bezeichnete" Schlüsselnummern

Die Resteklasse „Sonstige ..." ist dann bei der Kodierung zu verwenden, wenn eine genau bezeichnete Krankheit vorliegt, für die es aber in der ICD-10 keine eigene Klasse gibt.

Die Resteklasse „Nicht näher bezeichnete ..." ist dann zu verwenden, wenn eine Krankheit nur mit ihrem Oberbegriff, wie z.B. Katarakt, beschrieben ist und/oder eine weitere Differenzierung nach den Klassifikationskriterien der ICD-10 an entsprechender Stelle nicht möglich ist (siehe Beispiel 3).

„Sonstige" und „nicht näher bezeichnete" Schlüsselnummern bzw. „Resteklassen" haben im Allgemeinen eine spezifische Kennzeichnung.

Auf der **vierstelligen Ebene** ist die Zuordnung in der Regel wie folgt:

„.0 – .7“ spezifische Krankheiten (im Kapitel XIX *„Verletzungen und Vergiftungen”* wird „.7” häufig für „multiple Verletzungen” verwendet)

„.8“ spezifische Krankheiten, die unter „.0 – .7“ nicht klassifiziert sind (oder „sonstige”)

„.9“ „nicht näher bezeichnet”

Beispiel 1	**Vierstellige Subkategorie**	
	Unterteilung der Schlüsselnummern	
L50.–	*Urtikaria*	Kategorie
L50.0	*Allergische Urtikaria*	Spezifische Subkategorie
L50.1	*Idiopathische Urtikaria*	Spezifische Subkategorie
L50.2	*Urtikaria durch Kälte oder Wärme*	Spezifische Subkategorie
L50.3	*Urticaria facticia*	Spezifische Subkategorie
L50.4	*Urticaria mechanica*	Spezifische Subkategorie
L50.5	*Cholinergische Urtikaria*	Spezifische Subkategorie
L50.6	*Kontakturtikaria*	Spezifische Subkategorie
L50.8	*sonstige Urtikaria* *Urtikaria:* • *chronisch* • *rezidivierend periodisch*	anderenorts nicht klassifizierte Urtikaria
L50.9	*Urtikaria, nicht näher bezeichnet*	unspezifische Subkategorie

Gelegentlich werden die zwei **Resteklassen** „.8” und „.9” in einer Schlüsselnummer kombiniert und beinhalten sowohl „sonstige” als auch „nicht näher bezeichnete” Zustände.

Auf der **fünfstelligen Ebene** ist die Zuordnung nicht einheitlich.

Die Resteklassen dürfen nicht verwendet werden, um Diagnosen „aufzufangen”, die **scheinbar** nicht anderenorts klassifiziert sind. Die ICD-10-Verzeichnisse sind zu verwenden, um die korrekte Schlüsselnummer-Zuordnung zu bestimmen (s.a. DKR D013 *Im Systematischen Verzeichnis verwendete formale Vereinbarungen* (Seite 29) und DKR D014 *Im Alphabetischen Verzeichnis verwendete formale Vereinbarungen* (Seite 34)).

Wenn eine Bezeichnung benutzt wird, die nicht in den ICD-10-Verzeichnissen auffindbar ist, sind darin verfügbare alternative Bezeichnungen zu prüfen. Sofern keine andere Beschreibung zur Verfügung steht, ist für die Verschlüsselung eine der folgenden Strategien anzuwenden:

Beispiel 2

Diagnose:	Leukoplakie am Augenlid	
Kode:	H02.8	*Sonstige näher bezeichnete Affektionen des Augenlides*

Es gibt im Alphabetischen Verzeichnis unter Leukoplakie keinen Unterbegriff „Augenlid". Deshalb muss unter dem Begriff „Krankheit" nachgeschlagen werden. Dort findet man:

Krankheit
- Auge, Augen- H57.9
- - Lid- H02.9
- - - näher bez. a.n.k. H02.8

Da die Leukoplakie eine „näher bezeichnete Krankheit" ist und im Alphabetischen Verzeichnis ein entsprechender Hinweis angegeben ist, ist H02.8 die korrekte Schlüsselnummer.

Beispiel 3

Diagnose:	37 Jahre alter Mann mit subluxierter Katarakt	
Kode:	H26.9	*Katarakt, nicht näher bezeichnet*

Im Alphabetischen Verzeichnis gibt es unter Katarakt keinen Unterbegriff „subluxiert" und keinen Untereintrag „- näher bez. a.n.k.". Deshalb ist H26.9 die korrekte Schlüsselnummer.

D010a Kombinations-Schlüsselnummern

Eine einzelne Schlüsselnummer, die zur Klassifikation von zwei Diagnosen oder einer Diagnose mit einer Manifestation oder einer mit ihr zusammenhängenden Komplikation verwendet wird, wird als Kombinations-Schlüsselnummer bezeichnet. Kombinations-Schlüsselnummern werden durch Überprüfung der Einträge von eingerückten Begriffen im Alphabetischen Verzeichnis ermittelt und durch Nachlesen der Ein- und Ausschlusshinweise im Systematischen Verzeichnis der ICD-10-GM bestimmt (siehe DKR D013 *Im Systematischen Verzeichnis verwendete formale Vereinbarungen* (Seite 29) und DKR D014 *Im Alphabetischen Verzeichnis verwendete formale Vereinbarungen* (Seite 34)).

Die Kombinations-Schlüsselnummer ist nur dann zu verwenden, wenn diese Schlüsselnummer die betreffende diagnostische Information vollständig wiedergibt und wenn das Alphabetische Verzeichnis eine entsprechende Anweisung gibt.

Mehrfachkodierungen (siehe DKR D012 *Mehrfachkodierung* (Seite 20)) dürfen nicht verwendet werden, wenn die Klassifikation eine Kombinations-Schlüsselnummer bereitstellt, die eindeutig alle in der Diagnose dokumentierten Elemente umfasst.

Beispiel 1

Arteriosklerose der Extremitäten mit Gangrän

Richtig:	**I70.25**	***Atherosklerose der Extremitätenarterien, Becken-Bein-Typ, mit Gangrän***
Falsch:	I70.29	*Sonstige und nicht näher bezeichnete Atherosklerose der Extremitätenarterien*
	R02.8	*Sonstige und nicht näher bezeichnete Gangrän, anderenorts nicht klassifiziert*

D011d Doppelkodierung

Manifestiert sich eine Krankheit an zwei oder mehreren Lokalisationen, so gelten für die Diagnosenkodierung folgende Regeln:

1. Dieselbe Schlüsselnummer für die Diagnose wird nur einmal angegeben.
2. Gibt es in der ICD eine eigene Schlüsselnummer für eine doppelseitige Erkrankung, so ist diese zu verwenden (siehe Beispiel 1).
3. Fehlen in der ICD Angaben zur Lokalisation, so kann das Zusatzkennzeichen „B" für „beidseitig" hinter der Schlüsselnummer angegeben werden (siehe Beispiel 2).

Beispiel 1

Ein Patient mit **doppelseitiger** Hernia inguinalis, ohne Einklemmung und ohne Gangrän, wird aufgenommen. Es wird in einer Sitzung ein laparoskopischer transperitonealer Verschluss beider Hernien durchgeführt.

Hauptdiagnose:	K40.20	***Doppelseitige*** *Hernia inguinalis, ohne Einklemmung und ohne Gangrän, nicht als Rezidivhernie bezeichnet.*
Prozedur(en):	5-530.31 **B**	*Verschluss einer Hernia inguinalis mit alloplastischem, allogenem oder xenogenem Material, laparoskopisch transperitoneal [TAPP],* ***beidseitig***

Beispiel 2

Ein Patient mit beidseitiger Radius-Fraktur (Colles) wird aufgenommen. Es wird in einer Sitzung eine geschlossene Reposition der Radius-Frakturen mit Spickung **beidseitig** durchgeführt.

Hauptdiagnose:	S52.51 **B**	*Distale Fraktur des Radius, Extensionsfraktur, Colles-Fraktur,* ***beidseitig***
Prozedur(en):	5-790.16 **B**	*Geschlossene Reposition einer Fraktur oder Epiphysenlösung mit Osteosynthese, durch Draht oder Zuggurtung/Cerclage, Radius distal,* ***beidseitig***

Zur bilateralen und mehrfachen Kodierung s.a. DKR D012 *Mehrfachkodierung* (Seite 20).

D012i Mehrfachkodierung

Anmerkung: Erläuterungen, die mit den entsprechenden Abschnitten aus dem Regelwerk für die WHO-Ausgabe der ICD-10 (Band II) identisch sind, sind am Ende mit „(WHO)" gekennzeichnet.

Mehrfachkodierung ist in den folgenden Fällen erforderlich:

1. Ätiologie- und Manifestationsverschlüsselung: „Kreuz - Stern - System"

Schlüsselnummern für Ätiologie (zugrunde liegende Ursache) werden durch das Kreuz-Symbol (†) und Manifestations-Schlüsselnummern durch das Stern-Symbol (*) gekennzeichnet. Zu kodieren ist **in derselben Reihenfolge, in der sie im Alphabetischen Verzeichnis oder im Systematischen Verzeichnis der ICD-10-GM erscheinen**, d.h. die Ätiologie-Schlüsselnummer, gefolgt von der Manifestations-Schlüsselnummer.

Diese Reihenfolge für die Ätiologie-/Manifestationsverschlüsselung gilt nur für das Kreuz-/Stern-System. Die Hauptdiagnosenregelung der DKR D002 erfährt somit außerhalb der Kreuz-/Stern-Systematik in Bezug auf die Reihenfolge von Ätiologie-/Manifestationskodes keine Einschränkung.

Beispiel 1

Diagnose: Bursitis durch Gonokokken

ICD-10-GM Alphabetisches Verzeichnis:	**Bursitis** durch Gonokokken A54.4† M73.09*	
ICD-10-GM Systematisches Verzeichnis:	**A54.4†**	***Gonokokkeninfektion des Muskel-Skelett-Systems*** *Gonokokken:* *Bursitis (M73.0-*)*
	M73.0-*	***Bursitis gonorrhoica (A54.4†)***

Rubriken, die Diagnosebezeichnungen mit einer Kreuz-Kennung enthalten, treten in unterschiedlichen Formen auf (WHO):

a) Das Symbol (†) und die zugehörige Sternschlüsselnummer erscheinen beide in der Rubriküberschrift. Sämtliche in dieser Rubrik zu klassifizierenden Bezeichnungen unterliegen der Doppelklassifizierung und haben alle dieselbe Sternschlüsselnummer, zum Beispiel:

Beispiel 2

A17.0† ***Tuberkulöse Meningitis (G01*)***
Tuberkulöse Leptomeningitis
Tuberkulose der Meningen (zerebral) (spinal)

b) In der Rubriküberschrift erscheint das Symbol (†), aber nicht die zugehörige Sternschlüsselnummer. Sämtliche in dieser Rubrik zu klassifizierenden Bezeichnungen unterliegen der Doppelklassifizierung, haben jedoch unterschiedliche Sternschlüsselnummern (die bei jeder Bezeichnung aufgeführt sind), zum Beispiel:

Beispiel 3

A18.0† ***Tuberkulose der Knochen und Gelenke***

Tuberkulös:
- *Arthritis (M01.1-*)*
- *Knochennekrose (M90.0-*)*
- *Mastoiditis (H75.0*)*
- *Osteomyelitis (M90.0-*)*
- *Ostitis (M90.0-*)*
- *Synovitis (M68.0-*)*
- *Tenosynovitis (M68.0-*)*

Tuberkulose:
- *Hüfte (M01.15*)*
- *Knie (M01.16*)*
- *Wirbelsäule (M49.0-*)*

c) In der Rubriküberschrift erscheinen weder das Symbol (†) noch die zugehörige Sternschlüsselnummer. Die Rubrik als Ganzes unterliegt nicht der Doppelklassifizierung, jedoch können einzelne darunter aufgeführte Bezeichnungen doppelt klassifiziert werden. In diesen Fällen sind die Bezeichnungen mit dem Symbol (†) und ihrer Sternschlüsselnummer gekennzeichnet, zum Beispiel:

Beispiel 4

A54.8 ***Sonstige Gonokokkeninfektionen***
durch Gonokokken:
- *Peritonitis† (K67.1*)*
- *Pneumonie† (J17.0*)*
- *Sepsis*
- *Hautläsionen*

d) Wenn bei der Verschlüsselung der Diagnose die ICD-10-Verzeichnisse auf einen Stern-Kode (Manifestation) führen, dann muss anschließend die Ätiologie geklärt werden. Dazu sind in der Systematik und im Alphabetischen Verzeichnis für viele Schlüsselnummern Hinweise aufgenommen worden (siehe Beispiel 5). Dabei können auch Schlüsselnummern zur Kodierung der Ätiologie benutzt werden, die in der ICD-Systematik keine Kreuz-Kodes sind. Auch sie werden in diesem Fall mit einem Kreuz (†) gekennzeichnet.

Beispiel 5

G63.3* ***Polyneuropathie bei sonstigen endokrinen und Stoffwechselkrankheiten (E00–E07†, E15–E16†, E20–E34†, E70–E89†)***
Hier findet sich in der Systematik ein Hinweis auf mögliche Schlüsselnummern zur Kodierung der Ätiologie, und zwar mit einem † gekennzeichnet, obwohl diese Schlüsselnummern, wie z.B. E05.0 *Hyperthyreose mit diffuser Struma*, in der Systematik nicht als Kreuzkode definiert sind.

e) An anderer Stelle (siehe Beispiel 6) fehlen Hinweise auf mögliche Schlüsselnummern zur Kodierung der Ätiologie. Hier ist dann vom behandelnden Arzt die zugrunde liegende Krankheit zu bestimmen.

Beispiel 6

J91* ***Pleuraerguss bei anderenorts klassifizierten Krankheiten***
Hier findet sich kein Hinweis auf entsprechende Kreuzkodes. Jede Schlüsselnummer, die die Ätiologie des Pleuraergusses kodiert, kann verwendet werden, wie z.B. I50.1- *Linksherzinsuffizienz,* und wird mit einem Kreuz (†) gekennzeichnet.

2. Hinweise zur Doppelklassifizierung

Für bestimmte Situationen ist eine andere Form der Doppelklassifizierung als die des Kreuz-Stern-Systems anwendbar, um den Gesundheitszustand einer Person vollständig zu beschreiben. Der Hinweis im Systematischen Verzeichnis „Soll ... angegeben werden, ist eine zusätzliche Schlüsselnummer zu benutzen“, kennzeichnet viele solcher Situationen (WHO).

Hier sind aufzuzählen:

- Lokale Infektionen bei Zuständen, die den Kapiteln der „Organkrankheiten" zuzuordnen sind. Schlüsselnummern des Kapitels I zur Identifizierung des Infektionserregers werden hinzugefügt, sofern dieser im Rubriktitel nicht enthalten ist. Am Ende von Kapitel I steht für diesen Zweck die Kategoriengruppe B95!–B98! zur Verfügung (siehe Tabelle 2 (Seite 26)).
- Neubildungen mit funktioneller Aktivität. Eine geeignete Schlüsselnummer aus Kapitel IV kann zur Kennzeichnung der funktionellen Aktivität einer Neubildung der jeweiligen Schlüsselnummer aus Kapitel II hinzugefügt werden.
- Morphologie von Neubildungen. Obwohl die ICD-O nicht Bestandteil der Hauptklassifikation ICD ist, kann sie zur Kennzeichnung der Morphologie (Histologie) von Tumoren zusätzlich einer Schlüsselnummer von Kapitel II hinzugefügt werden.
- Ergänzungen für Zustände, die Kapitel V, F00–F09 (Organische, einschließlich symptomatischer psychischer Störungen) betreffen. Die zugrunde liegende Krankheit, Verletzung oder andere Hirnschädigung kann durch Hinzufügen einer Schlüsselnummer aus einem anderen Kapitel angegeben werden.
- Zwei Schlüsselnummern zur Beschreibung einer Verletzung, einer Vergiftung oder einer sonstigen Nebenwirkung. Zu einer Schlüsselnummer aus Kapitel XIX, die die Art der Verletzung beschreibt, kann auch eine Schlüsselnummer aus Kapitel XX für die Ursache zusätzlich angegeben werden.

Anmerkung: Sowohl die Kodes für die Morphologie von Neubildungen als auch die Kodes aus Kapitel XX sind für die DRG-Gruppierung nicht relevant.

Reihenfolge von Diagnoseschlüsseln bei Mehrfachkodierung

ICD-Kodes **ohne Kennzeichen** oder **mit einem Kreuz** (Ätiologie, „†") als Kennzeichen werden im Folgenden als **Primär-Diagnoseschlüssel** bezeichnet, da diese alleine verwendet werden dürfen.

ICD-Kodes **mit einem Stern** (Manifestation, „*") oder **mit einem Ausrufezeichen** (Sonstiges, „!") als Kennzeichen werden im Folgenden als **Sekundär-Diagnoseschlüssel** bezeichnet, da sie nie alleine verwendet werden dürfen, sondern nur in Kombination mit einem Primär-Kode.

Für die Reihenfolge der ICD-Kodes bei Mehrfachverschlüsselung mit Primär- und Sekundär-Diagnoseschlüssel gelten folgende Regeln:

- Primär-Diagnoseschlüssel vor Sekundär-Diagnoseschlüssel
- Ein Primär-Diagnoseschlüssel gilt für alle folgenden Sekundär-Diagnoseschlüssel bis zum Auftreten eines neuen Primär-Diagnoseschlüssels.
- Ein Sekundär-Diagnoseschlüssel darf nie einem Sekundär-Diagnoseschlüssel zugeordnet werden. (D.h. ein Ausrufezeichenkode darf nie einem Sternkode zugeordnet werden und umgekehrt.)

Kreuz-Stern-System

In den Kodierrichtlinien, insbesondere in den Beispielen, sind die Diagnoseschlüssel gemäß obiger Regeln angeordnet.

Beispiel 7 (aus DKR 0401 *Diabetes mellitus*)

Ein Patient mit Diabetes Typ 1 mit peripheren vaskulären Komplikationen in Form einer Atherosklerose der Extremitätenarterien mit Ruheschmerz wird zur Bypass-Operation aufgenommen. Zusätzlich besteht eine Retinopathie mit erheblicher Einschränkung des Sehvermögens.

Hauptdiagnose:	E10.50†	*Diabetes mellitus, Typ 1 mit peripheren vaskulären Komplikationen, nicht als entgleist bezeichnet*
Nebendiagnose(n):	I79.2*	*Periphere Angiopathie bei anderenorts klassifizierten Krankheiten*
	I70.23	*Atherosklerose der Extremitätenarterien, Becken-Bein-Typ, mit Ruheschmerz*
	E10.30†	*Diabetes mellitus, Typ 1 mit Augenkomplikationen, nicht als entgleist bezeichnet*
	H36.0*	*Retinopathia diabetica*

Hinweis: Der Kode I70.23 *Atherosklerose der Extremitätenarterien, Becken-Bein-Typ, mit Ruheschmerz* dient in diesem Beispiel zur näheren Spezifizierung der durch das Kreuz-Stern-System beschriebenen Diagnose. Er ist nicht als Hauptdiagnose anzugeben.

Das Beispiel 7 ist gemäß Datenübermittlungsvereinbarung nach § 301 SGB V für die Entlassungsanzeige in der Segmentgruppe SG 1 (ETL-NDG) wie folgt aufzubereiten (siehe auch *Redaktionelle Hinweise* (Seite XVII)):

Diagnosen	**Primär-Diagnoseschlüssel** (Primär-Diagnose)	**Sekundär-Diagnoseschlüssel** (Sekundär-Diagnose)
Hauptdiagnose	E10.50†	I79.2*
Nebendiagnose	I70.23	
Nebendiagnose	E10.30†	H36.0*

Beispiel 8 (aus DKR 0401 *Diabetes mellitus*)

Ein Patient mit Diabetes Typ 1 mit multiplen Komplikationen in Form einer Atherosklerose der Extremitätenarterien, einer Retinopathie und einer Nephropathie wird wegen einer schweren Entgleisung der Stoffwechsellage aufgenommen.

Hauptdiagnose:	E10.73†	*Diabetes mellitus, Typ 1 mit multiplen Komplikationen, mit sonstigen multiplen Komplikationen, als entgleist bezeichnet*
Nebendiagnose(n):	I79.2*	*Periphere Angiopathie bei anderenorts klassifizierten Krankheiten*
	H36.0*	*Retinopathia diabetica*
	N08.3*	*Glomeruläre Krankheiten bei Diabetes mellitus*

Anmerkung: Der Kode E10.73 ist mit einem „†" zu kennzeichnen, da er die Ätiologie der nachfolgenden Stern-Kodes (Manifestationen) kodiert. Gemäß den Regeln ist der „Ätiologiekode" stets vor den „Manifestationskodes" anzugeben. Gilt ein Ätiologiekode für mehrere Manifestationen, wie in diesem Beispiel, so gilt er für alle folgenden Stern-Kodes (Manifestationen) bis zum Auftreten eines neuen Kreuz-Kodes oder eines Kodes ohne Kennzeichen. Somit ist mit E10.73† die Ätiologie der Manifestationen I79.2*, H36.0* und N08.3* kodiert.

Das Beispiel 8 ist gemäß Datenübermittlungsvereinbarung nach § 301 SGB V für die Entlassungsanzeige in der Segmentgruppe SG 1 (ETL-NDG) wie folgt aufzubereiten (siehe auch *Redaktionelle Hinweise* (Seite XVII)):

Diagnosen	**Primär-Diagnoseschlüssel** (Primär-Diagnose)	**Sekundär-Diagnoseschlüssel** (Sekundär-Diagnose)
Hauptdiagnose	E10.73†	I79.2*
Nebendiagnose	E10.73†	H36.0*
Nebendiagnose	E10.73†	N08.3*

Ausrufezeichenkodes

Sowohl in der ICD-10-GM als auch in der Datenübermittlungsvereinbarung nach § 301 SGB V werden die Ausrufezeichenkodes (z.B. S31.83!) als „optionale" Schlüsselnummern bezeichnet. Mit einem Ausrufezeichen gekennzeichnete sekundäre Schlüsselnummern sind zum Teil optional, in anderen Fällen obligatorisch anzugeben.

Einen Überblick über die mit Ausrufezeichen gekennzeichneten ICD-Kodes/Kategorien bieten Tabelle 1 und 2.

Die in Tabelle 1 aufgeführten Ausrufezeichenkodes können angegeben werden, wenn dies aus klinischer Sicht sinnvoll ist.

Tabelle 1: **Optional anzugebende** mit einem Ausrufezeichen gekennzeichnete Kategorien/Kodes:

U99.–!	*Belegte und nicht belegte Schlüsselnummern U99.–!* (außer U99.0!)
V, W, X, Y	Alle Schlüsselnummern aus **Kapitel XX** (Äußere Ursachen von Morbidität und Mortalität)
Z33!	*Schwangerschaftsfeststellung als Nebenbefund*
Z50.–!	*Rehabilitationsmaßnahmen*
Z54.–!	*Rekonvaleszenz*

Beispiel 9

Eine Patientin wird mit Mittelhandfraktur aufgenommen. Nebenbefundlich wird eine Schwangerschaft in der 6. Schwangerschaftswoche festgestellt und überwacht.

Hauptdiagnose:	S62.32	*Fraktur eines sonstigen Mittelhandknochens, Schaft*
Nebendiagnose(n):	Z33!	*Schwangerschaftsfeststellung als Nebenbefund*
	O09.1!	*Schwangerschaftsdauer 5 bis 13 vollendete Wochen*
	Z34	*Überwachung einer normalen Schwangerschaft*

Alle Ausrufezeichenkodes, die in Tabelle 2 aufgeführt sind, sind obligat anzugeben.

Tabelle 2: Mit einem Ausrufezeichen gekennzeichnete Kategorien/Kodes, die **obligatorisch** anzugeben sind **(nicht optional)**:

B95.–!	*Streptokokken und Staphylokokken als Ursache von Krankheiten, die in anderen Kapiteln klassifiziert sind*
B96.–!	*Sonstige näher bezeichnete Bakterien als Ursache von Krankheiten, die in anderen Kapiteln klassifiziert sind*
B97.–!	*Viren als Ursache von Krankheiten, die in anderen Kapiteln klassifiziert sind*
B98.–!	*Sonstige näher bezeichnete infektiöse Erreger als Ursache von Krankheiten, die in anderen Kapiteln klassifiziert sind*
C94.8!	*Blastenkrise bei chronischer myeloischer Leukämie [CML]*
C95.8!	*Leukämie, refraktär auf Standard-Induktionstherapie*
C97!	*Bösartige Neubildungen als Primärtumoren an mehreren Lokalisationen*
G82.6-!	*Funktionale Höhe der Schädigung des Rückenmarkes*
I50.02!	*Rechtsherzinsuffizienz ohne Beschwerden*
I50.03!	*Rechtsherzinsuffizienz mit Beschwerden bei stärkerer Belastung*

I50.04!	*Rechtsherzinsuffizienz mit Beschwerden bei leichterer Belastung*
I50.05!	*Rechtsherzinsuffizienz mit Beschwerden in Ruhe*

Hinweis: Bei einer globalen Herzinsuffizienz kommen die Schlüsselnummern I50.02!–I50.05! nicht zur Anwendung. Es ist in diesem Fall die Schlüsselnummer I50.01 in Kombination mit einer Schlüsselnummer aus I50.1- zur Angabe des Stadiums der Herzinsuffizienz anzugeben.

I67.80!	*Vasospasmen bei Subarachnoidalblutung*
K72.7-!	*Hepatische Enzephalopathie und Coma hepaticum*
K74.7-!	*Klinische Stadien der Leberzirrhose*
L40.7-!	*Schweregrad der Psoriasis*
N39.47!	*Rezidivinkontinenz*
O09.–!	*Schwangerschaftsdauer*
R65.–!	*Systemisches inflammatorisches Response-Syndrom [SIRS]*
S06.7-!	*Bewusstlosigkeit bei Schädel-Hirn-Trauma*
S14.7-! S24.7-! S34.7-!	*Funktionale Höhe einer Verletzung des zervikalen/thorakalen/lumbosakralen Rückenmarkes*
S01.83! S21.83! S31.83!	*Offene Wunde (jeder Teil des Kopfes/Thorax/Abdomens, der Lumbosakralgegend und des Becken) mit Verbindung zu einer intrakraniellen/intrathorakalen/intraabdominellen Verletzung*
Sx1.84!	*Weichteilschaden I. Grades bei geschlossener Fraktur oder Luxation (nach Lokalisation)*
Sx1.85!	*Weichteilschaden II. Grades bei geschlossener Fraktur oder Luxation (nach Lokalisation)*
Sx1.86!	*Weichteilschaden III. Grades bei geschlossener Fraktur oder Luxation (nach Lokalisation)*
Sx1.87!	*Weichteilschaden I. Grades bei offener Fraktur oder Luxation (nach Lokalisation)*
Sx1.88!	*Weichteilschaden II. Grades bei offener Fraktur oder Luxation (nach Lokalisation)*
Sx1.89!	*Weichteilschaden III. Grades bei offener Fraktur oder Luxation (nach Lokalisation)*
T31.–!	*Verbrennungen, klassifiziert nach dem Ausmaß der betroffenen Körperoberfläche*
T32.–!	*Verätzungen, klassifiziert nach dem Ausmaß der betroffenen Körperoberfläche*
U07.0!	*Gesundheitsstörung im Zusammenhang mit dem Gebrauch von E-Zigaretten [Vaporizer]*
U07.1!	*COVID-19, Virus nachgewiesen*[1]
U07.2!	*COVID-19, Virus nicht nachgewiesen*[1]
U60.–!	*Klinische Kategorien der HIV-Krankheit*
U61.–!	*Anzahl der T-Helferzellen bei HIV-Krankheit*

[1] *Siehe hierzu auch die Kodierfrage zur ICD-10-GM Nr. 1018 des BfArM „Wie sind im Zusammenhang mit COVID-19 die Zusatzschlüsselnummern U07.1! und U07.2! sowie U99.0! zu verwenden?“ https://www.dimdi.de/dynamic/de/klassifikationen/kodierfrage/gm-1018/*

U69.0-!	*Anderenorts klassifizierte, im Krankenhaus erworbene Pneumonie*

Hinweis: Die Schlüsselnummern sind nur von Krankenhäusern, die zur externen Qualitätssicherung nach § 137 SGB V verpflichtet sind, und nur für vollstationär behandelte, erwachsene Patienten (18 Jahre und älter) anzugeben.

U69.10!	*Anderenorts klassifizierte Krankheit, für die der Verdacht besteht, dass sie Folge einer medizinisch nicht indizierten ästhetischen Operation, einer Tätowierung oder eines Piercings ist*
U69.11!	*Dauerhaft erworbene Blutgerinnungsstörung*
U69.12!	*Temporäre Blutgerinnungsstörung*
U69.13!	*Herz-Kreislauf-Stillstand vor Aufnahme in das Krankenhaus*
U69.20!	*Influenza A/H1N1 Pandemie 2009 [Schweinegrippe]*
U69.21!	*Influenza A/H5N1 Epidemie [Vogelgrippe]*
U69.40!	*Rekurrente Infektion mit Clostridium difficile*
U80.–!	*Grampositive Erreger mit bestimmten Antibiotikaresistenzen, die besondere therapeutische oder hygienische Maßnahmen erfordern*
U81.–!	*Gramnegative Erreger mit bestimmten Antibiotikaresistenzen, die besondere therapeutische oder hygienische Maßnahmen erfordern*
U82.–!	*Mykobakterien mit Resistenz gegen Antituberkulotika (Erstrangmedikamente)*
U83!	*Candida mit Resistenz gegen Fluconazol oder Voriconazol*
U84!	*Herpesviren mit Resistenz gegen Virustatika*
U85!	*Humanes Immundefizienz-Virus mit Resistenz gegen Virustatika oder Proteinaseinhibitoren*
U99.0!	*Spezielle Verfahren zur Untersuchung auf SARS-CoV-2*[1]
Z37.–!	*Resultat der Entbindung*

Es kann vorkommen, dass ein Ausrufezeichenkode unter klinischen Aspekten mehreren Primär-Diagnoseschlüsseln zugeordnet werden kann (siehe Beispiel 10). In diesem Fall ist es notwendig den Sekundär-Diagnoseschlüssel einmal anzugeben und ihn ans Ende der Liste der zutreffenden Primär-Diagnoseschlüssel zu stellen.

Beispiel 10 (aus DKR 1905 *Offene Wunden/Verletzungen*)

Ein Patient wird mit vollständiger Zerreißung des Nierenparenchyms, Milzriss mit Parenchymbeteiligung und kleinen Risswunden an mehreren Dünndarmabschnitten sowie Heraustreten von Eingeweiden durch die Bauchwand aufgenommen.

Hauptdiagnose:	S37.03	*Komplette Ruptur des Nierenparenchyms*
Nebendiagnose(n):	S36.03	*Rissverletzung der Milz mit Beteiligung des Parenchyms*
	S36.49	*Verletzung des Dünndarmes, sonstiger und mehrere Teile des Dünndarmes*
	S31.83!	*Offene Wunde (jeder Teil des Abdomens, der Lumbosakralgegend und des Beckens) mit Verbindung zu einer intraabdominalen Verletzung*

Das Beispiel 10 ist gemäß Datenübermittlungsvereinbarung nach § 301 SGB V für die Entlassungsanzeige in der Segmentgruppe SG 1 (ETL-NDG) wie folgt aufzubereiten (siehe auch *Redaktionelle Hinweise* (Seite XVII)):

Diagnosen	**Primär-Diagnoseschlüssel** (Primär-Diagnose)	**Sekundär-Diagnoseschlüssel** (Sekundär-Diagnose)
Hauptdiagnose	S37.03	S31.83!
Nebendiagnose	S36.03	S31.83!
Nebendiagnose	S36.49	S31.83!

D013c Im Systematischen Verzeichnis verwendete formale Vereinbarungen

Einige formale Vereinbarungen der ICD-10-GM sind für die Kodierung und für die Interpretation verschlüsselter Daten wichtig. Die hier dargestellten formalen Vereinbarungen orientieren sich an den entsprechenden Abschnitten des Regelwerks für die WHO-Ausgabe der ICD-10 (Band II). Identische Textpassagen sind deshalb durch „(WHO)“ gekennzeichnet.

Inklusiva (WHO)

Innerhalb der 3- und 4-stelligen Rubriken ist gewöhnlich eine Reihe anderer Diagnosebezeichnungen aufgeführt. Sie heißen Inklusiva [Einschlussbezeichnungen, „Inkl.“] und sind ergänzend zum Titel als Beispiele für diagnostische Feststellungen angegeben, die in dieser Rubrik zu klassifizieren sind. Sie können sich auf verschiedenartige Zustände beziehen oder Synonyme sein. Sie stellen keine Untergliederung der Rubrik dar (siehe Beispiel 1: K31.0 *Akute Magendilatation*).

Inklusiva sind vorrangig als Hinweis auf den Inhalt der Rubrik aufgeführt. Viele der Angaben beziehen sich auf wichtige oder geläufige Bezeichnungen, die der Rubrik angehören. Andere sind als Krankheitszustand oder als Lokalisation Grenzfälle, die die inhaltliche Grenze zwischen den einzelnen Subkategorien kennzeichnen sollen. Die Liste der Inklusiva ist keineswegs erschöpfend; alternative Diagnosebezeichnungen sind im Alphabetischen Teil aufgeführt. Bei der Verschlüsselung einer vorgegebenen Diagnose sollte als erstes dort nachgeschlagen werden.

Beispiel 1

K31.– ***Sonstige Krankheiten des Magens und des Duodenums***
Inkl.: *Funktionelle Magenkrankheiten*
Exkl.: *Divertikel des Duodenums (K57.0–K57.1)*
Gastrointestinale Blutung (K92.0–K92.2)

K31.0 ***Akute Magendilatation***
Akute Distension des Magens

K31.1 ***Hypertrophische Pylorusstenose beim Erwachsenen***
Pylorusstenose o.n.A.
Exkl.: *Angeborene oder infantile Pylorusstenose (Q40.0)*

Allgemeine diagnostische Beschreibungen, die für eine Reihe von Kategorien oder für sämtliche Subkategorien einer 3-stelligen Kategorie gelten, sind jeweils im Anschluss an eine Kapitel-, Gruppen- oder Kategorienüberschrift aufgeführt und durch „Inkl.:” gekennzeichnet (siehe Beispiel 1: K31.– *Sonstige Krankheiten des Magens und des Duodenums*).

Exklusiva (WHO)

Bestimmte Rubriken enthalten Angaben über Krankheitszustände, die durch „Exkl.:" gekennzeichnet sind. Dabei handelt es sich um Bezeichnungen, die – selbst wenn der Titel der Rubrik vermuten lässt, dass sie an dieser Stelle zu klassifizieren wären – tatsächlich an anderer Stelle klassifiziert sind. Ein solches Beispiel ist die Kategorie A46 *„Erysipel [Wundrose]"*, in der das postpartale oder puerperale Erysipel ausgeschlossen ist. Bei den Exklusiva steht in Klammern die Schlüsselnummer derjenigen Kategorie oder Subkategorie, der die Ausschlussbezeichnung zuzuordnen ist (siehe Beispiel 1: K31.1 *Hypertrophische Pylorusstenose beim Erwachsenen*).

Allgemeine Ausschlüsse für eine Vielzahl von Kategorien oder für alle Subkategorien einer 3-stelligen Kategorie sind direkt nach dem Titel des Kapitels, der Gruppe oder der Kategorie aufgeführt und ebenfalls durch „Exkl.:" gekennzeichnet (siehe Beispiel 1: K31.– *Sonstige Krankheiten des Magens und des Duodenums*).

Glossar

Kapitel V „Psychische und Verhaltensstörungen" enthält außer den Ein- und Ausschlussbezeichnungen ein Glossar mit inhaltlichen Hinweisen zu den Rubriken. Es wurde deshalb eingesetzt, weil die Terminologie der psychischen Störungen unterschiedlich ist, insbesondere in den verschiedenen Ländern. Zur Beschreibung gänzlich unterschiedlicher Krankheitszustände werden oft dieselben Bezeichnungen verwendet.

Runde Klammern „( )"

1. Runde Klammern (Parenthesen) umschließen zusätzliche Wörter, die bei einer Diagnosenangabe stehen können, ohne dass dadurch die Verschlüsselung beeinflusst wird.

Beispiel 2

In den Einschlussbegriffen bei I12.– *Hypertensive Nierenkrankheit* bedeutet die Zeile „Arteriosklerotische Nephritis (chronisch) (interstitiell)", dass I12.– die Schlüsselnummer für die Bezeichnung „Arteriosklerotische Nephritis" ist, sei es allein oder mit den Worten „chronisch" oder „interstitiell" (oder beiden) konkretisiert.

2. Runde Klammern werden zur Angabe der zutreffenden Schlüsselnummer bei Exklusiva benutzt.

Beispiel 3

I88.– ***Unspezifische Lymphadenitis***
Exkl.: *Lymphknotenvergrößerung o.n.A.* (R59.–)

3. Runde Klammern bei den Gruppenbezeichnungen umschließen die 3-stelligen Schlüsselnummern der Kategorien, die in diese Gruppe fallen.
4. Schließlich werden runde Klammern für das Kreuz-Stern-System benutzt. Runde Klammern werden zur Angabe des Kreuzkodes bei Sternkodes oder des Sternkodes bei Bezeichnungen mit Kreuzkode benutzt.

Beispiel 4

A32.1†	***Meningitis und Meningoenzephalitis durch Listerien*** *durch Listerien:* • *Meningitis (G01*)* • *Meningoenzephalitis (G05.0*)*
G01*	***Meningitis bei anderenorts klassifizierten bakteriellen Krankheiten*** *Meningitis (bei) (durch):* • *Anthrax [Milzbrand] (A22.8†)* • *Gonokokken (A54.8†)* • *Leptospirose (A27.–†)* • *Listerien (A32.1†)*

Eckige Klammern „[ ]"

Eckige Klammern werden benutzt zur Bezeichnung von Synonyma, alternativen Formulierungen oder erläuternden Ausdrücken, zum Beispiel:

Beispiel 5

A30.–	***Lepra [Aussatz]***
A46	***Erysipel [Wundrose]***

Doppelpunkt „:"

Ein Doppelpunkt wird bei Aufzählungen von Inklusiva und Exklusiva verwendet, wenn das vorangestellte Wort für die Zuordnung zu der betreffenden Rubrik keine vollständige Bezeichnung darstellt. Ein oder mehrere der nach dem Doppelpunkt stehenden modifizierenden oder genauer beschreibenden Wörter werden benötigt, damit der Begriff der Rubrik zugeordnet werden kann.

Beispiel 6

In K36 *Sonstige Appendizitis* ist die Diagnose „Appendizitis" nur dann einzuordnen, wenn sie durch die Wörter „chronische" oder „rezidivierende" genauer beschrieben ist.

K36	***Sonstige Appendizitis*** *Appendizitis:* • *chronisch* • *rezidivierend*

Senkrechter Strich „|"

Ein senkrechter Strich wird bei Aufzählungen von Inklusiva und Exklusiva benutzt, wenn weder das vorangegangene Wort noch das folgende Wort vollständige Bezeichnungen sind. Jede vor dem senkrechten Strich stehende Bezeichnung muss mit einer oder mehreren der dahinter stehenden Bezeichnungen kombiniert werden.

Beispiel 7

O71.6	***Schädigung von Beckengelenken und -bändern unter der Geburt***	
	Abriss des inneren Symphysenknorpels Schädigung des Steißbeins Traumatische Symphysenruptur	unter der Geburt

Ohne nähere Angabe „o.n.A."

„o.n.A." ist eine Abkürzung für „ohne nähere Angabe". Sie ist praktisch gleichbedeutend mit „n.n.bez." = „nicht näher bezeichnet".

Manchmal wird ein ungenau bezeichneter Begriff dennoch zusammen mit spezifischeren Begriffen unter derselben Schlüsselnummer klassifiziert. Das hängt damit zusammen, dass in der medizinischen Terminologie oft der allgemeine Begriff für die üblicherweise vorkommende Form einer Krankheit benutzt wird, während die weniger häufig vorkommenden Arten näher bezeichnet werden. Zum Beispiel wird gewöhnlich „Mitralklappenstenose" als Bezeichnung für die „rheumatische Mitralklappenstenose" benutzt und deshalb mit ihr zusammen klassifiziert; eine Pulmonalstenose wird jedoch nur dann als rheumatisch verschlüsselt, wenn sie auch so bezeichnet ist, da sie meist anderer Genese ist.

Beispiel 8

I05.– ***Rheumatische Mitralklappenkrankheiten***

Inkl.: *Zustände, die unter I05.0 und I05.2–I05.9 klassifizierbar sind, unabhängig davon, ob als rheumatisch bezeichnet oder nicht*

Exkl.: *Als nichtrheumatisch bezeichnet (I34.–)*

I05.0 ***Mitralklappenstenose***

Mitralklappenobstruktion (rheumatisch)

I05.1 ***Rheumatische Mitralklappeninsuffizienz***

Solche impliziten Annahmen müssen zur Vermeidung einer falschen Verschlüsselung berücksichtigt werden. Eine sorgfältige Durchsicht der Inklusiva wird deutlich zeigen, wo solche Ursachen vorausgesetzt wurden. Eine Bezeichnung sollte solange nicht unter „nicht näher bezeichnet" verschlüsselt werden, bis genau feststeht, dass keine weiteren Angaben vorhanden sind, die eine spezifische Zuordnung an anderer Stelle zulassen.

Bei der Interpretation von Statistiken auf ICD-Basis ist darauf zu achten, dass es immer wieder einige „nicht näher bezeichnete" Krankheiten gibt, die offensichtlich mit einer Schlüsselnummer für „näher bezeichnet" kodiert wurden, die aber in den Unterlagen, nach denen verschlüsselt wurde, nicht eindeutig spezifiziert waren. Für Zeitreihen und die Interpretation von Statistiken ist es wichtig zu bedenken, dass sich solche Annahmen von einer ICD-Revision zur anderen ändern können. So wurde zum Beispiel vor der 8. Revision der ICD angenommen, dass ein „nicht näher bezeichnetes" Aortenaneurysma syphilitischen Ursprungs sei.

Anderenorts nicht klassifziert „a.n.k."

Werden in einer 3-stelligen Kategorienbezeichnung die Worte „anderenorts nicht klassifiziert" oder die Abkürzung „a.n.k." benutzt, so dienen sie als eine Art Warnung: Bestimmte näher bezeichnete Varianten der aufgeführten Krankheitszustände sind möglicherweise anderen Teilen der Klassifikation zuzuordnen. Zum Beispiel:

Beispiel 9

J16.–	***Pneumonie durch sonstige Infektionserreger, anderenorts nicht klassifiziert*** *Exkl.: Ornithose (A70)* *Plasmazelluläre interstitielle Pneumonie (B48.5)* *Pneumonie:* *• angeboren (P23.–)* *• o.n.A. (J18.9)*
J16.0	***Pneumonie durch Chlamydien***
J16.8	***Pneumonie durch sonstige näher bezeichnete Infektionserreger***

Auch andere Kategorien, wie in Kapitel I (z.B. B05.2 „Masernpneumonie"), Kapitel X (z.B. J10–J15) oder in anderen Kapiteln (z.B. P23.– angeborene Pneumonie) dienen der Verschlüsselung von Pneumonien durch näher bezeichnete Infektionserreger. Die Kategorie J18.– „Pneumonie, Erreger nicht näher bezeichnet", enthält Pneumonien, für die ein Infektionserreger nicht angegeben wurde.

„Und" in Titeln

„Und" steht für „und/oder". Zum Beispiel sind in der Schlüsselnummer A18.0† *Tuberkulose der Knochen und Gelenke* die Fälle „Tuberkulose der Knochen", „Tuberkulose der Gelenke" und „Tuberkulose der Knochen und Gelenke" zu klassifizieren.

Punkt Strich „.–" und Strich „-" am Ende von Schlüsselnummern

Alle 3-stelligen Schlüsselnummern, die in 4- oder 5-stellige Schlüsselnummern unterteilt sind, sind an 4. und 5. Stelle durch einen „.–" gekennzeichnet. Alle 4-stelligen Schlüsselnummern, die in 5-stellige Schlüsselnummern unterteilt sind, sind an 5. Stelle durch „-" gekennzeichnet (s. Beispiel 10).

Beispiel 10

G90. –	***Krankheiten des autonomen Nervensystems***
G90.0-	***Idiopathische periphere autonome Neuropathie***
G90.00	***Karotissinus-Syndrom (Synkope)***
G90.08	***Sonstige idiopathische periphere autonome Neuropathie***
G90.1	***Familiäre Dysautonomie [Riley-Day-Syndrom]***

Dadurch wird darauf hingewiesen, dass es für diese 3-stelligen/4-stelligen Kategorien 4-stellige/5-stellige Subkategorien gibt, die beim Kodieren verwendet werden müssen. Diese Übereinkunft gilt für alle ICD-10-Verzeichnisse.

D014d Im Alphabetischen Verzeichnis verwendete formale Vereinbarungen

Das Alphabetische Verzeichnis der ICD-10-GM unterstützt die Verschlüsselung nach dem Systematischen Verzeichnis inkl. des Kreuz-Stern-Systems und der Zusatzschlüsselnummern. Die im Alphabetischen Verzeichnis verwendeten formalen Vereinbarungen sind dort beschrieben. Maßgeblich für die Kodierung ist stets das Systematische Verzeichnis. Soweit das Alphabetische Verzeichnis zu einem unspezifischen Kode (z.B. „.9-Kode“) führt, ist deshalb im Systematischen Verzeichnis zu prüfen, ob eine spezifischere Kodierung möglich ist.

D015n Erkrankungen bzw. Störungen nach medizinischen Maßnahmen

Erkrankungen bzw. Störungen nach medizinischen Maßnahmen als Hauptdiagnose

Kodes für die spezifische Verschlüsselung von Erkrankungen bzw. Störungen nach medizinischen Maßnahmen finden sich beispielsweise in den folgenden Kategorien:

Tabelle 1:

E89.–	*Endokrine und Stoffwechselstörungen nach medizinischen Maßnahmen, anderenorts nicht klassifiziert*
G97.–	*Krankheiten des Nervensystems nach medizinischen Maßnahmen, anderenorts nicht klassifiziert*
H59.–	*Affektionen des Auges und der Augenanhangsgebilde nach medizinischen Maßnahmen, anderenorts nicht klassifiziert*
H95.–	*Krankheiten des Ohres und des Warzenfortsatzes nach medizinischen Maßnahmen, anderenorts nicht klassifiziert*
I97.–	*Kreislaufkomplikationen nach medizinischen Maßnahmen, anderenorts nicht klassifiziert*
J95.–	*Krankheiten der Atemwege nach medizinischen Maßnahmen, anderenorts nicht klassifiziert*
K91.–	*Krankheiten des Verdauungssystem nach medizinischen Maßnahmen, anderenorts nicht klassifiziert*
M96.–	*Krankheiten des Muskel-Skelett-Systems nach medizinischen Maßnahmen, anderenorts nicht klassifiziert*
N99.–	*Krankheiten des Urogenitalsystems nach medizinischen Maßnahmen, anderenorts nicht klassifiziert*

Diese Kodes sind nur dann als Hauptdiagnose zu verschlüsseln, wenn kein spezifischerer Kode in Bezug auf die Erkrankung bzw. Störung existiert. Gleiches gilt für die Kategorien T80–T88 *Komplikationen bei chirurgischen Eingriffen und medizinischer Behandlung, anderenorts nicht klassifiziert.* Die Kodes aus Tabelle 1 sind Kodes aus T80–T88 vorzuziehen, soweit letztere die Erkrankung bzw. Störung nicht spezifischer beschreiben.

Beispiel 1

Ein Patient wird wegen einer Hypothyreose nach Thyreoidektomie vor einem Jahr stationär aufgenommen.

Hauptdiagnose: E89.0 *Hypothyreose nach medizinischen Maßnahmen*

Beispiel 2

Ein Herzschrittmacherträger wird wegen einer Elektrodendislokation stationär aufgenommen.

Hauptdiagnose: T82.1 *Mechanische Komplikation durch ein kardiales elektronisches Gerät*

Anmerkung: I97.89 *Sonstige Kreislaufkomplikationen nach medizinischen Maßnahmen, anderenorts nicht klassifiziert* ist nicht als Hauptdiagnose zu verschlüsseln, da der Kode T82.1 *Mechanische Komplikation durch ein kardiales elektronisches Gerät* (samt seiner Inklusiva) spezifisch die Art der Störung beschreibt.

Beispiel 3

Ein Patient wird nach vorangegangener Behandlung einer Fersenbeinfraktur nun wegen einer tiefen Beinvenenthrombose stationär aufgenommen.

Hauptdiagnose: I80.28 *Thrombose, Phlebitis und Thrombophlebitis sonstiger tiefer Gefäße der unteren Extremitäten*

Anmerkung: I97.89 *Sonstige Kreislaufkomplikationen nach medizinischen Maßnahmen, anderenorts nicht klassifiziert* ist nicht als Hauptdiagnose zu verschlüsseln, da der Kode I80.28 *Thrombose, Phlebitis und Thrombophlebitis sonstiger tiefer Gefäße der unteren Extremitäten* spezifisch die Art der Kreislaufkomplikation beschreibt.

Erkrankungen bzw. Störungen nach medizinischen Maßnahmen als Nebendiagnose

Die Regelungen gelten für die Kodierung als Nebendiagnose entsprechend. Die Kriterien der Nebendiagnosendefinition (siehe DKR *D003 Nebendiagnosen* (Seite 9)) sind zu beachten.

ALLGEMEINE KODIERRICHTLINIEN FÜR PROZEDUREN

Diese Kodierrichtlinien beziehen sich auf den **amtlichen Operationen- und Prozedurenschlüssel OPS Version 2021**.

P001f Allgemeine Kodierrichtlinien für Prozeduren

Alle signifikanten Prozeduren, die vom Zeitpunkt der Aufnahme bis zum Zeitpunkt der Entlassung vorgenommen wurden und im OPS abbildbar sind, sind zu kodieren. Dieses schließt diagnostische, therapeutische und pflegerische Prozeduren ein.

Die Definition einer signifikanten Prozedur ist, dass sie entweder

- chirurgischer Natur ist
- ein Eingriffsrisiko birgt
- ein Anästhesierisiko birgt
- Spezialeinrichtungen oder Geräte oder spezielle Ausbildung erfordert.

Es ist besonders wichtig, dass alle signifikanten und kodierbaren Prozeduren, einschließlich traditioneller „nicht-chirurgischer" Prozeduren verschlüsselt werden.

Es gibt keine Kodierrichtlinie, die die Reihenfolge der Prozeduren regelt. Jedoch sollten die aufwändigeren Prozeduren zuerst angegeben werden, da die Anzahl der zur Verfügung stehenden Schlüsselnummer-Felder begrenzt ist.

Die Reihenfolge der Prozeduren hat keinen Einfluss auf die DRG-Gruppierung.

Prozedurenkomponenten

Normalerweise ist eine Prozedur vollständig mit all ihren Komponenten, wie z.B. Vorbereitung, Lagerung, Anästhesie, Zugang, Naht, usw., in einem Kode abgebildet (siehe Beispiel 1 und 2). Abweichungen davon sind in den Hinweisen beschrieben. Bei den Operationen am Nervensystem zum Beispiel ist gewöhnlich der Zugang zusätzlich zu kodieren.

Deshalb werden diese individuellen Komponenten einer bereits kodierten Prozedur nicht noch einmal gesondert verschlüsselt.

Ebenso sind eingriffsverwandte diagnostische Maßnahmen nicht gesondert zu kodieren, wenn diese in derselben Sitzung durchgeführt werden und regelhaft Bestandteil der interventionell-therapeutischen Prozeduren sind und dies im OPS nicht anders geregelt ist (z.B. diagnostische Arthroskopie vor arthroskopischer Meniskektomie wird nicht verschlüsselt).

Auch andere Prozeduren, wie z.B. Schmerztherapie (mit Ausnahme des OPS-Kodes 8-919 *Komplexe Akutschmerzbehandlung*), sind nur dann zu kodieren, wenn sie als alleinige Maßnahmen durchgeführt wurden (siehe Beispiel 3).

Beispiel 1

Die Laparotomie als operativer Zugang ist enthalten in

5-511.02 *Cholezystektomie, einfach, offen chirurgisch, mit operativer Revision der Gallengänge*

Eine Episiotomie als Prozedurenkomponente ist enthalten in

5-720.1 *Zangenentbindung aus Beckenmitte*

Beispiel 2

Eine Schmerztherapie bei operativen Eingriffen und diagnostischen Maßnahmen ist im Kode enthalten (mit Ausnahme des OPS-Kodes 8-919 *Komplexe Akutschmerzbehandlung*), während eine Schmerztherapie als alleinige Maßnahme mit einem Kode aus 8-91 verschlüsselt wird.

Die prä- und postoperative Schmerztherapie ist bei einer offen chirurgischen radikalen Uterusexstirpation mit pelviner und paraaortaler Lymphadenektomie im Kode enthalten.

5-685.3 *Radikale Uterusexstirpation mit pelviner und paraaortaler Lymphadenektomie*

Beispiel 3

Eine epidurale Schmerztherapie als alleinige therapeutische Maßnahme (ohne direkten Zusammenhang mit einer anderen Prozedur), zum Beispiel während eines stationären Aufenthaltes mit Chemotherapie (3 Tage, 2 Medikamente) bei metastasierendem Karzinom, wird gesondert kodiert.

8-543.32 *Mittelgradig komplexe und intensive Blockchemotherapie, 3 Tage, 2 Medikamente*

8-910 *Epidurale Injektion und Infusion zur Schmerztherapie*

Eigenständige Prozeduren, die nicht im direkten Zusammenhang mit einer operativen Prozedur stehen, werden getrennt kodiert.

Beispiel 4

Ein präoperatives CT des Abdomens mit Kontrastmittel und eine Hemikolektomie links werden beide kodiert.

3-225 *Computertomographie des Abdomens mit Kontrastmittel*

5-455.64 *Partielle Resektion des Dickdarmes, Resektion des Colon descendens mit linker Flexur [Hemikolektomie links], offen chirurgisch mit Anastomosen-Anus praeter*

P003s Hinweise und formale Vereinbarungen für die Benutzung des OPS

Dieser Abschnitt der Kodierrichtlinien ist weitgehend identisch mit den Hinweisen zur Benutzung des OPS und ist insbesondere durch Beispiele erweitert.

Aufbau und Kodestruktur

Der Operationen- und Prozedurenschlüssel ist ein überwiegend numerischer, hierarchisch strukturierter Schlüssel. Er weist überwiegend einen 5-stelligen Differenzierungsgrad auf, bezogen auf die International Classification of Procedures in Medicine (ICPM) der WHO. Einige Kodes sind jedoch nur 4-stellig differenziert.

Es gibt folgende Hierarchieebenen:

Kapitel
Bereichsüberschriften
3-Steller
4-Steller
5-Steller
6-Steller

3-Steller-Klassen werden auch als Kategorien, 4- bis 6-Steller als (Sub)-kategorien bezeichnet.

In einigen Kodebereichen wird eine alphanumerische Gliederungsstruktur verwendet, da die zur Verfügung stehenden 10 numerischen Untergliederungen für die erforderlichen Inhalte nicht ausreichend waren. Die alphanumerischen Notationen finden sich in der 4., 5. und 6. Stelle der Systematik.

Eine alphanumerische Angabe wurde ebenfalls für die Bezeichnung der Resteklassen „Sonstige ...“ und „Nicht näher bezeichnete ...“ gewählt. Dadurch war es möglich, zwei weitere numerische Positionen für fachspezifische Inhalte zu gewinnen. Die Position „x“ beinhaltet dabei sonstige Prozeduren, die Position „y“ nicht näher bezeichnete Prozeduren. Der 4-stellige Kode „Andere ...“ ist als Platzhalter für spätere Erweiterungen durch Neuentwicklungen und bisher nicht berücksichtigte Prozeduren gedacht.

Die Textbeschreibung auf der 5. und 6. Gliederungsstelle ist in Buchausgaben oft aus Gründen der Übersichtlichkeit verkürzt angegeben. Sie enthält nur die wesentlichen Unterscheidungsmerkmale gegenüber der zugehörigen Textbeschreibung der jeweils übergeordneten Gliederungsstelle. In der EDV-Version und in den Metadaten des BfArM ist der OPS in allen Gliederungstellen vollständig ausformuliert.

Buchausgabe:

5-44 **Andere Operationen am Magen**
Inkl.: Innere Schienung

...

5-448 **Andere Rekonstruktion am Magen**
Hinw.: Der Zugang ist für die mit ** gekennzeichneten Kodes in der 6. Stelle nach folgender Liste zu kodieren:
0 Offen chirurgisch abdominal
1 Offen chirurgisch thorakal
2 Laparoskopisch
3 Umsteigen laparoskopisch - offen chirurgisch
x Sonstige

../.. (wird fortgesetzt)

../.. (Fortsetzung)

**	5-448.0	Naht (nach Verletzung)	
**	5-448.1	Verschluss einer Gastrostomie oder (Ernährungs-)Fistel	
**	5-448.2	Gastropexie	
**	5-448.3	Kardiaplastik (z.B. nach Belsey)	
**	5-448.4	Fundoplikatio	
	5-448.5	Hemifundoplikatio	
		.50	Offen chirurgisch abdominal
		.51	Offen chirurgisch thorakal
		.52	Laparoskopisch
		.53	Umsteigen laparoskopisch - offen chirurgisch
		.54	Endoskopisch
		.5x	Sonstige
**	5-448.6	Hemifundoplikatio mit Hiatusnaht	
**	5-448.a	Vertikale Gastroplastik nach Mason	
**	5-448.b	Implantation oder Wechsel eines nicht anpassbaren Magenbandes	
**	5-448.c	Implantation oder Wechsel eines anpassbaren Magenbandes	
**	5-448.d	Neufixierung eines dislozierten Magenbandes	
**	5-448.e	Entfernung eines Magenbandes	
	5-448.f	Magenplikatur	
		.f0	Offen chirurgisch
		.f1	Laparoskopisch
		.f2	Umsteigen laparoskopisch - offen chirurgisch
		.f3	Endoskopisch
		.fx	Sonstige
**	5-448.x	Sonstige	
	5-448.y	N.n.bez.	

EDV (Metadaten):

Neu dazu kommende Textpassagen sind durch Fettdruck gekennzeichnet.

5-44	**Andere Operationen am Magen**
...	
5-448	Andere Operationen am Magen: **Andere Rekonstruktion am Magen**
5-448.0	Andere Operationen am Magen: Andere Rekonstruktion am Magen: **Naht (nach Verletzung)**
5-448.00	Andere Operationen am Magen: Andere Rekonstruktion am Magen: Naht (nach Verletzung): **Offen chirurgisch abdominal**
5-448.01	Andere Operationen am Magen: Andere Rekonstruktion am Magen: Naht (nach Verletzung): **Offen chirurgisch thorakal**
5-448.02	Andere Operationen am Magen: Andere Rekonstruktion am Magen: Naht (nach Verletzung): **Laparoskopisch**
5-448.03	Andere Operationen am Magen: Andere Rekonstruktion am Magen: Naht (nach Verletzung): **Umsteigen laparoskopisch - offen chirurgisch**
5-448.0x	Andere Operationen am Magen: Andere Rekonstruktion am Magen: Naht (nach Verletzung): **Sonstige**
5-448.1	Andere Operationen am Magen: Andere Rekonstruktion am Magen: **Verschluss einer Gastrostomie oder (Ernährungs-)Fistel**
5-448.10	Andere Operationen am Magen: Andere Rekonstruktion am Magen: Verschluss einer Gastrostomie oder (Ernährungs-)Fistel: **Offen chirurgisch abdominal**
...	

../.. (wird fortgesetzt)

../.. (Fortsetzung)

5-448.x	Andere Operationen am Magen: Andere Rekonstruktion am Magen: **Sonstige**
5-448.x0	Andere Operationen am Magen: Andere Rekonstruktion am Magen: Sonstige: **Offen chirurgisch abdominal**
...	
5-448.y	Andere Operationen am Magen: Andere Rekonstruktion am Magen: **N.n.bez.**

Achtung: Hinweise, Inklusiva und Exklusiva fehlen in den Metadaten.

Reihenfolge und Besetzung der Kodes

Im vorliegenden Schlüssel sind nicht alle 4-stelligen Kodepositionen besetzt. Auf ein „Aufrücken“ der nachfolgenden Kodes wurde aus Gründen der Vergleichbarkeit mit der ICPM der WHO verzichtet. Die freien Kodes stehen für ggf. später erforderliche Erweiterungen zur Verfügung.

Topographische Gliederung

Der Operationen- und Prozedurenschlüssel weist in Kapitel 5 Operationen eine topographisch-anatomische Gliederung auf. Auf eine fachgebietsbezogene Gliederung wurde verzichtet. Dies bedeutet, dass Eingriffe, die von mehreren Fachgebieten durchgeführt werden, unter dem jeweiligen Organkapitel zu finden sind. So wurden z.B. die kinderchirurgischen Prozeduren in die jeweiligen organbezogenen Kapitel integriert. Es gibt demnach keine altersbezogene Gliederung mit Ausnahme einiger weniger Schlüsselnummern in Kapitel 8 (Neugeborene).

Abweichend von Kapitel 5 Operationen sind die Kapitel 1, 3, 6, 8 und 9 des Operationen- und Prozedurenschlüssels nach medizinischen Verfahren strukturiert.

Informationsgehalt eines Einzelkodes

Grundprinzip des OPS ist die Abbildung eines durchgeführten Eingriffes möglichst mit einem Kode (monokausale Kodierung). Das bedeutet: jeder Einzelkode enthält normalerweise alle Informationen für eine Prozedur mit allen notwendigen Komponenten, wie z.B. Vorbereitung, Lagerung, Anästhesie, Zugang, die eigentliche Operation, Naht, usw. (s.a. den Abschnitt „Prozedurenkomponenten“ in DKR P001 *Allgemeine Kodierrichtlinien für Prozeduren* (Seite 37)).

Beispiel 1

5-351.12 *Mitralklappenersatz, offen chirurgisch, durch Xenotransplantat (Bioprothese)*

Dieser Kode enthält die präoperative Vorbereitung, die Anästhesie, die Lagerung, den Zugang, die eigentliche Operation, die Klappenprothese, ..., die Hautnaht sowie die übliche post-operative Versorgung ggf. mit Weiterführung der Beatmung bis zu einer Dauer von 24 Stunden. Außerdem legt ein Hinweis bei 5-351 fest, dass die Anwendung der Herz-Lungen-Maschine im Kode enthalten ist. Dies gilt nicht für die Anwendung der Herz-Lungen-Maschine in tiefer oder profunder Hypothermie und nicht für die Anwendung der Herz-Lungen-Maschine mit intraaortaler Ballonokklusion (s.a. DKR 0908 *Zusätzliche Prozeduren im Zusammenhang mit Herzoperationen* (Seite 102)).

Kombinationskodes

Es gibt aber auch Kodes für kombinierte Eingriffe einschließlich ihrer Komponenten, bei denen mehrere einzeln durchführbare Eingriffe in einer Sitzung vorgenommen werden. Sie sind dann zu verwenden, wenn sie den kombinierten Eingriff vollständig beschreiben und die Kodierrichtlinien bzw. Hinweise nichts anderes vorschreiben.

Beispiel 2

5-063.2 *Thyreoidektomie **mit** Parathyreoidektomie*

Mehrfachkodierung

In einigen Bereichen ist eine Kodierung von Operationen mit mehreren Kodes vorgesehen. Dies ist insbesondere für die Abbildung komplexer Eingriffe erforderlich. In diesen Fällen wurden im OPS Hinweise formuliert, die auf eine gesonderte Kodierung der einzeln durchgeführten Eingriffe verweisen.

Beispiel 3

5-820 ***Implantation einer Endoprothese am Hüftgelenk***

Hinw: Eine durchgeführte Pfannendachplastik ist gesondert zu kodieren (5-829.1)
Eine durchgeführte Pfannenbodenplastik ist gesondert zu kodieren (5-829.h)
Eine durchgeführte Spongiosaplastik ist gesondert zu kodieren (5-784 ff.)
Die zusätzliche Verwendung von Osteosynthesematerial ist gesondert zu kodieren (5-786 ff.)
Die Verwendung einer Gelenkschnapp-Pfanne ist gesondert zu kodieren (5-820.7 ff.)
Die komplexe Erstimplantation einer Endoprothese z.B. mit Femurersatz oder mit Ersatz benachbarter Gelenke ist gesondert zu kodieren (5-829.a)
Die Verwendung einer Tumorendoprothese ist gesondert zu kodieren (5-829.c)
Die Verwendung einer hypoallergenen Prothese ist gesondert zu kodieren (5-829.e)
Aufwendige Gipsverbände sind gesondert zu kodieren (8-310 ff.)
Die Implantation einer Endoprothese nach vorheriger Explantation ist gesondert zu kodieren (5-829.n)
Ein durchgeführter alloplastischer Knochenersatz ist gesondert zu kodieren (5-785 ff.)
Die Implantation einer CAD-CAM-Prothese ist mit dem jeweiligen Kode für die Implantation der Endoprothese und den Zusatzkodes 5-829.m oder 5-829.p zu kodieren
Die computergestützte intraoperative biomechanische Ausrichtung des Implantates ist gesondert zu kodieren (5-86a.4)

Die Angabe zur Verwendung von Zement ist in der 6. Stelle nach folgender Liste zu kodieren:

0 Nicht zementiert
1 Zementiert
2 Hybrid (teilzementiert)

** 5-820.0 *Totalendoprothese*

** 5-820.2 *Totalendoprothese, Sonderprothese*

Inkl.: Langschaft, Tumorprothese

Beispiel 4

Unter Beachtung der Hinweise aus 5-820 ergeben sich zum Beispiel für die Kodierung einer Implantation einer Totalendoprothese am Hüftgelenk mit Spongiosaplastik folgende Kodes:

5-820.00	*Totalendoprothese, nicht zementiert*
5-784.0d	*Transplantation von Spongiosa, autogen, offen chirurgisch: Becken*
5-783.0d	*Entnahme eines Knochentransplantates: Spongiosa, eine Entnahmestelle, Becken*

Eingeschränkte Gültigkeit von Kodes

Bestimmte Kodes in den Kapiteln 1 und 8 des Operationen- und Prozedurenschlüssels bilden für ein spezifisches Patientenklientel bzw. für eine spezifische Altersgruppe ein Unterscheidungskriterium für die Zuordnung zu unterschiedlichen Fallgruppen in Entgeltsystemen. Diese Kodes sind deshalb mit einem Hinweis auf ihre eingeschränkte Anwendung versehen. Eine breite Anwendung dieser Kodes für den gesamten Krankenhausbereich hätte eine Überdokumentation zur Folge, die nicht sinnvoll ist.

Versorgung intraoperativer Komplikationen

Die Versorgung von intraoperativen Komplikationen wird gesondert kodiert.

Zusatzkodes

Der Operationen- und Prozedurenschlüssel sieht vor, weitere ergänzende Angaben zu einer Operation oder Maßnahme zusätzlich zu kodieren.

Diese Zusatzkodes sind ergänzend zu verwenden, sofern die Information nicht schon im Kode selbst enthalten ist. Zusatzkodes sind sekundäre Kodes und dürfen nicht selbständig, sondern nur zusätzlich zu einem primären Kode benutzt werden. Sie sind also nur in Kombination mit dem durchgeführten, inhaltlich leitenden Eingriff zulässig. Dabei kann der Primärkode auch durch zwei oder mehr Zusatzkodes ergänzt werden.

Zusatzkodes sind durch die Verwendung von Begriffen wie „Zusatzkode“, „Zusatzkodierung“, „Zusatzinformation“ o.Ä. im Klassentitel oder im Hinweis zu erkennen.

Zusatzinformationen

Zusatzkodes können außer als Einzelkodes in speziellen Bereichen (z.B. am Ende des Kapitels 5: *Zusatzinformationen zu Operationen* (5-93 bis 5-99)) vorhanden sein.

Ein- und Ausschlussbemerkungen und Hinweise

Zur korrekten Anwendung des Schlüssels wurden Hinweise, Einschluss- und Ausschlussbemerkungen formuliert. Diese kann es auf jeder Hierarchieebene geben: nach Kapitelüberschriften, nach Bereichsüberschriften und nach Kategorien und Subkategorien. Beim Kodieren ist daher für jeden Kode/jede Kategorie jeweils bis zur höchstmöglichen Hierarchieebene zu prüfen, ob sich dort Ein- und Ausschlussbemerkungen und Hinweise finden, die auf den Kode/die Kategorie anzuwenden sind.

Folgende Begriffe und Symbole werden dafür verwendet:

Einschlussbemerkungen („Inkl.:“)

Die Einschlussbemerkungen eines Kodes dienen der näheren Beschreibung des Inhaltes des Kodes, z.B. Nennung von Bestandteilen der Prozedur, die enthalten sind und nicht zusätzlich kodiert werden, oder geben Beispiele für Maßnahmen, die diesem Kode (ebenfalls) zugeordnet sind.

Grundsätzlich gilt, dass regelhafte Bestandteile einer Prozedur (Blutstillung, Drainage, Verband etc.) nicht explizit als Inklusivum aufgeführt sind, eine explizite Nennung kann aber zur Verdeutlichung erfolgen. Ausnahmen für Subkodes können über Hinweise (*Hinw.:*) angezeigt werden.

Beispiele für ein Inklusivum zur näheren Beschreibung:

Beispiel 5

1-415 *Biopsie ohne Inzision an der Gesichtshaut*
Inkl.: Kopfhaut

Die Biopsie ohne Inzision an der Kopfhaut ist mit dem Kode 1-415 zu verschlüsseln.

Beispiel 6

5-038.4 *Implantation oder Wechsel einer Medikamentenpumpe zur intrathekalen und/oder epiduralen Infusion*
Inkl.: Ersteinstellung

Die Ersteinstellung der Medikamentenpumpe ist in den Kodes im Bereich 5-038.4 enthalten und nicht gesondert zu kodieren.

Beispiel für ein Inklusivum mit beispielhaft genannten Maßnahmen:

Beispiel 7

3-035 *Komplexe differenzialdiagnostische Sonographie des Gefäßsystems mit quantitativer Auswertung*
Inkl.: B-Flow-Verfahren, Farbdopplersonographie/Farbduplexsonographie, fetomaternale Dopplersonographie

Das B-Flow-Verfahren, die Farbdopplersonographie, die Farbduplexsonographie und die fetomaternale Dopplersonographie sind mit dem Kode 3-035 zu kodieren.

Es kann auch ein und dasselbe Inklusivum entweder als Bestandteil der Prozedur im Kode enthalten sein oder, sofern die Art der Durchführung dem Kode entspricht, als eigenständige Maßnahme mit diesem Kode verschlüsselt werden.

Beispiel 8

5-451 *Lokale Exzision und Destruktion von erkranktem Gewebe des Dünndarmes*
Inkl.: Blutstillung

Die im Rahmen einer lokalen Exzision oder Destruktion von erkranktem Gewebe des Dünndarmes erfolgte Blutstillung ist in den Kodes im Bereich 5-451 enthalten und nicht gesondert zu kodieren; eine Ausnahme hiervon wird z.B. für den Subkode 5-451.7 durch einen Hinweis (*Hinw.:*) angezeigt.

Die lokale Destruktion von erkranktem Gewebe des Dünndarmes ausschließlich zum Zweck der Blutstillung und nicht im Rahmen eines anderen Eingriffs ist ebenfalls mit einem Kode aus 5-451 zu verschlüsseln.

Ausschlussbemerkungen („Exkl.:“)

Die Ausschlussbemerkungen eines Kodes dienen der Abgrenzung des Inhaltes des Kodes und nennen Maßnahmen, die einem oder mehreren **anderen** Kodes zuzuordnen sind; der oder die zutreffenden anderen Kodes sind jeweils angegeben.

Ausschlussbemerkungen werden i.d.R. nicht angegeben, wenn der auszuschließende Inhalt in der unmittelbar nachfolgenden Kodeliste enthalten ist.

Eine als Ausschluss genannte Maßnahme ist eine – gegenüber der im Kode selbst klassifizierten Maßnahme – abgrenzbare und andersartige Maßnahme, die folglich auch anders klassifiziert wird. Werden beide Maßnahmen am Patienten durchgeführt, können auch beide Kodes nebeneinander verwendet werden.

Beispiel 9

5-784	*Knochentransplantation und -transposition*
	Exkl.: Knorpeltransplantation (5-801.b ff., 5-812.9 ff.)

Eine Knorpeltransplantation ist mit einem Kode aus den Bereichen 5-801.b ff. oder 5-812.9 ff. zu kodieren.

Wurden bei einem Patienten z.B. eine offene autogene Spongiosa-Transplantation **und** eine offene Knorpeltransplantation durchgeführt, sind ein Kode aus dem Bereich 5-784 **und** ein Kode aus 5-801.b ff. anzugeben.

Wenn eine Ausschlussbemerkung keine Kodeangabe enthält, ist die Maßnahme im OPS nicht zu kodieren.

Beispiel 10

1-334	*Urodynamische Untersuchung*
	Exkl.: Uroflowmetrie

Hinweise („Hinw.:“)

Die aufgeführten Hinweise haben z.B. folgende Funktion:

- Anmerkung zur gesonderten Kodierung von Teilkomponenten einer komplexen Operation (siehe Abschnitt Mehrfachkodierung, Beispiel 3 (Seite 42))
- Anmerkung zur zusätzlichen Kodierung von ergänzenden Angaben einer Operation (siehe Abschnitte Zusatzkodes und Zusatzinformationen)
- Hinweis auf die gesonderte Kodierung des Zuganges
- Hinweis, wann dieser Kode verwendet werden kann
- Hinweis, dass der Kode nur einmal pro stationären Aufenthalt anzugeben ist

und folgende („ff.“)

In den Ausschlussbemerkungen und Hinweisen kann auf einzelne Kodes oder Kodegruppen verwiesen werden. Das „ff.“ wird verwandt, um alle untergeordneten Kodes des jeweiligen Schlüssels zu bezeichnen. So bedeutet 1-212 ff. alle endständigen Kodes unter 1-212, also 1-212.0 bis 1-212.y. Das „ff.“ kann ab den vierstelligen Kodes abwärts angewendet werden.

Listen

Listen wurden eingeführt, um für einen oder mehrere Kodes geltende, einheitliche Untergliederungen in der 6. Stelle aus Gründen der Übersicht zusammenzufassen. Listen werden z. B. in folgenden Bereichen verwendet:

- Lokalisationsangaben für die Bezeichnung der Blutgefäße
- Bezeichnungen von Knochen und Gelenken
- Angaben zu Zugängen und Verfahren

Wird in den Listen mit Lokalisationsangaben ein „und“ verwendet, ist dies immer sowohl im Sinne von „und“ als auch im Sinne von „oder“ zu verstehen. (s.a. Verwendung von „und“)

Auf die Gültigkeit einer Liste für einen Kode wird jeweils durch einen Hinweis aufmerksam gemacht. Listen gelten generell nur für die im Kode ausgewiesenen spezifischen Kodepositionen, nicht jedoch für die Resteklasse „.y Nicht näher bezeichnet“.

An einigen Stellen ist darauf zu achten, dass nicht jede Listenposition mit jedem 5-Steller kombinierbar ist.

Verwendete Begriffe und Symbole

Verwendung von „und“

Der Begriff „und“ wird in folgenden Fällen im Sinne von „und/oder“ verwendet:

- bei 3- und 4-stelligen Kodes, z.B. bei der Aufzählung von Prozeduren wie „Inzision, Exzision und Destruktion ...“ oder von Lokalisationen wie „... Naht eines Nerven und Nervenplexus“
- bei nicht endständigen 5-stelligen Kodes, deren Klassentitel ausschließlich Lokalisationsangaben ohne weiteren Zusatz enthält und die ihre 6. Stelle über eine Lokalisationsliste erhalten (Bsp. 5-380.1 ** *Arterien Schulter und Oberarm*)
- bei endständigen 5-stelligen Kodes, deren Klassentitel ausschließlich Lokalisationsangaben ohne weiteren Zusatz enthält (Bsp. 1-502.2 *Oberarm und Ellenbogen*)
- in den Lokalisationslisten für die 6. Stellen (z.B. Liste unter 5-89)

Bei nicht endständigen 5-stelligen Kodes mit Lokalisationsangaben, die ihre 6. Stelle nicht über eine Lokalisationsliste erhalten, sondern z.B. über eine Zugangsliste, wird „und“ also ausschließlich im Sinne von „und“ verwendet. Dasselbe gilt für endständige und nicht endständige 5-stellige Kodes, deren Klassentitel außer Lokalisationsangaben weitere Zusätze enthält, hier ist das „und“ tatsächlich als kumulatives „und“ zu verstehen (Bsp. 5-016.4 *Schädelbasis und Hirnhäute, Tumorgewebe*; 5-455.9** *Resektion des Colon ascendens mit Coecum und rechter Flexur und Colon transversum [Hemikolektomie rechts mit Transversumresektion]*).

Verwendete Symbole

** Ein Doppelstern (**) links neben dem jeweiligen Kode kennzeichnet 5-Steller, bei denen für die Kodierung eine 6-stellige Untergliederung zu benutzen ist, die durch die Kombination des 5-Stellers mit einer Liste entsteht.

( ) Runde Klammern innerhalb einer Prozedurbezeichnung enthalten ergänzende Bezeichnungen oder Erläuterungen zu dieser Prozedurenbezeichnung. Diese Angaben können vorliegen, aber auch fehlen, ohne dass die Verschlüsselung dadurch beeinflusst wird. Runde Klammern nicht innerhalb einer Prozedurenbezeichnung enthalten ergänzende Angaben wie Erläuterungen oder Beispiele.

Runde Klammern umschließen Angaben von Kodes oder Kodebereichen in Hinweisen und Exklusiva.

[ ] Eckige Klammern enthalten Synonyme, alternative Formulierungen, andere Schreibweisen und Abkürzungen zu einer Bezeichnung. Eckige Klammern umschließen Angaben zu den gültigen 6. Stellen bei postkombinierten Kodes.

⇄/↔ Alle Schlüsselnummern, die mit einem Zusatzkennzeichen (**R**=rechts, **L**=links, **B**=beidseitig) versehen werden müssen, sind in dieser Fassung mit dem Zeichen (⇄ oder ↔) gekennzeichnet.

Verwendete Schreibweisen

Die Nomenklatur im vorliegenden Schlüssel lehnt sich an die deutsche Fassung der ICD-10 an. Entsprechend werden Prozedurenbezeichnungen sowie Fachbezeichnungen der Anatomie in der Regel in deutscher Schreibweise angegeben. Sofern es sich um Fachbezeichnungen aus mehreren Wörtern oder um lateinische Termini technici handelt, wurde die lateinische Schreibweise verwendet. Trivialbezeichnungen sind in deutscher Schreibweise angegeben. Deutsch-lateinische Mischformen wurden nach Möglichkeit vermieden. Grundsätzlich wurde die im medizinischen Duden verwendete Schreibweise übernommen.

P004f Nicht vollendete oder unterbrochene Prozedur

Wenn eine Prozedur aus irgendeinem Grund unterbrochen oder nicht vollendet wurde, ist wie folgt vorzugehen:

1. Wenn von einem laparoskopisch/endoskopischen Verfahren auf „offen chirurgisch" umgestiegen wird, so ist zu prüfen, ob es für den Umstieg einen eigenen Kode im OPS gibt.
   a. Gibt es einen spezifischen Kode für „Umsteigen auf offen chirurgisch", so ist dieser zu verwenden (siehe Beispiel 1).
   b. Gibt es dafür keinen spezifischen Umsteigekode, so wird **nur** die offen chirurgische Prozedur kodiert (siehe Beispiel 2).
2. Gibt es einen spezifischen Kode für eine misslungene Prozedur (siehe Beispiel 3), so ist dieser zu verwenden. In diesen Fall ist der Zusatzkode 5-995 *Vorzeitiger Abbruch einer Operation (Eingriff nicht komplett durchgeführt)* nicht anzugeben.
3. Lässt sich die bisher erbrachte Teilleistung mit dem OPS kodieren, so wird nur die Teilleistung kodiert (siehe Beispiele 4 und 5).
4. Wird eine Prozedur nahezu vollständig erbracht, so wird sie ohne Zusatzkode 5-995 kodiert.
5. In allen anderen Fällen ist die geplante, aber nicht komplett durchgeführte Prozedur zu kodieren; bei Operationen ist zusätzlich der OPS-Kode 5-995 anzugeben.

Beispiel 1

Eine laparoskopisch begonnene Hysterektomie wird fortgesetzt als (offen chirurgische) abdominale Hysterektomie. Als Prozedur wird in diesem Fall kodiert:

5-683.04 *Uterusexstirpation [Hysterektomie], ohne Salpingoovarektomie, Umsteigen endoskopisch – offen chirurgisch*

Beispiel 2

Versuchte endoskopische Erweiterung des Karpal-Tunnels, Umwandlung in einen offen chirurgischen Eingriff. Als Prozedur wird in diesem Fall kodiert:

5-056.40 *Neurolyse und Dekompression eines Nerven, Nerven Hand, offen chirurgisch*

Beispiel 3

Für einige misslungene Prozeduren gibt es spezifische Kodes.

5-733 *Misslungene vaginale operative Entbindung und zugehörige 5-Steller*

8-510.1 *Misslungene äußere Wendung*

Beispiel 4

Wenn eine Laparotomie vorgenommen wurde, um eine Appendektomie durchzuführen, aber die Appendektomie aufgrund eines Herzstillstandes nicht ausgeführt wurde, wird nur die Laparotomie kodiert.

5-541.0 *Explorative Laparotomie*

Beispiel 5

Wenn die Operation eines Ösophagus-Ca vor der Präparation des Ösophagus wegen Inoperabilität abgebrochen wurde, wird nur die durchgeführte Thorakotomie kodiert.

5-340.1 *Explorative Thorakotomie*

P005t Multiple Prozeduren/Prozeduren, unterschieden auf der Basis von Größe, Zeit oder Anzahl/Bilaterale Prozeduren

Multiple Prozeduren/Prozeduren, unterschieden auf der Basis von Größe, Zeit oder Anzahl

Die Prozedurenkodierung soll, wo es möglich ist, den Aufwand widerspiegeln, und daher sind allgemein multiple Prozeduren so oft zu kodieren, wie sie während der Behandlungsphase durchgeführt wurden.

Beispiel 1

Bei einem Patienten mit chronisch ischämischer Herzkrankheit wird in unterschiedlichen Sitzungen jeweils ein nicht medikamentefreisetzender Stent in unterschiedliche Koronararterien eingebracht.

Prozeduren:	8-837.k0	*Perkutan-transluminale Gefäßintervention an Herz und Koronargefäßen, Einlegen eines nicht medikamente-freisetzenden Stents, ein Stent in eine Koronararterie*
	8-837.k0	*Perkutan-transluminale Gefäßintervention an Herz und Koronargefäßen, Einlegen eines nicht medikamente-freisetzenden Stents, ein Stent in eine Koronararterie*

Anmerkung: Mehrere Sitzungen während eines stationären Aufenthaltes sind mit mehreren Kodes zu verschlüsseln.

Ausnahmen:

1. Nur **einmal** während einer **Sitzung** zu kodieren sind: z.B. multiple Exzisionen von Hautläsionen, multiple Biopsien oder ähnlich aufwändige Prozeduren, wenn diese bzgl. der Lokalisation an gleicher Stelle kodierbar sind (siehe Beispiel 2).

Beispiel 2

Ein Patient wird zur Exzision von zehn Läsionen aufgenommen: eine bei rezidivierendem Basalzellkarzinom der Nase, drei Läsionen bei Basalzellkarzinom am Unterarm, drei Läsionen bei Keratosis solaris am Rücken, eine Läsion bei Keratosis solaris am Unterschenkel und zwei Läsionen bei Basalzellkarzinom am Ohr.

Hauptdiagnose:	C44.3	*Basalzellkarzinom, Nase, rezidivierend*
Nebendiagnose(n):	C44.2	*Basalzellkarzinom, Ohr*
	C44.6	*Basalzellkarzinom, Unterarm*
	C97!	*Bösartige Neubildungen als Primärtumoren an mehreren Lokalisationen*
	L57.0	*Keratosis solaris*
Prozeduren:	5-212.0	*Exzision und Destruktion von erkranktem Gewebe an der äußeren Nase*
	5-181.0	*Exzision und Destruktion von erkranktem Gewebe des äußeren Ohres*
	5-894.08	*Lokale Exzision von erkranktem Gewebe an Haut und Unterhaut, Unterarm*
	5-919.0	*Operative Versorgung von Mehrfachtumoren an einer Lokalisation der Haut in einer Sitzung, 3-5 Tumoren*
	5-894.0a	*dto., Rücken*
	5-894.0f	*dto., Unterschenkel*

P005

2. Nur **einmal** während einer **stationären Behandlung** zu kodierende Prozeduren sind aus pragmatischen Gründen **unter Angabe des Datums der ersten Leistung** anzugeben,

2.1 wenn Hinweise oder Richtlinien anweisen, einen Kode nur einmal anzugeben bzw. wenn Verfahren während einer stationären Behandlung grundsätzlich wiederholt durchgeführt werden (s.a. nachfolgende, nicht abschließende Liste in Tabelle 1).

Tabelle 1: Prozeduren, die jeweils nur einmal pro stationärem Aufenthalt zu kodieren sind

- Verband bei großflächigen und schwerwiegenden Hauterkrankungen (8-191)
- Applikation von Medikamenten und Nahrung (8-01)
- Diagnostische perkutane Punktion der Pleurahöhle (1-844)
- Therapeutische perkutane Punktion von Organen des Thorax, Pleurahöhle (8-152.1)
- Diagnostische (perkutane) Punktion und Aspiration der Bauchhöhle, Aszitespunktion (1-853.2)
- Therapeutische perkutane Punktion der Bauchhöhle (8-153)
- Spülung (Lavage) (8-17)
- Entfernung von erkranktem Gewebe an Haut und Unterhaut ohne Anästhesie (im Rahmen eines Verbandwechsels) bei Vorliegen einer Wunde (8-192)
- Lagerungsbehandlung (8-390)
- Frührehabilitative Komplexbehandlung (8-55)
- Physikalisch-therapeutische Einzelmaßnahmen (8-56)
- Offenhalten der oberen Atemwege (8-700)
- Sauerstoffzufuhr bei Neugeborenen (8-720)
- Schmerztherapie (8-91)
- Patientenmonitoring (8-920 bis 8-924, 8-930 bis 8-932)❶, (8-925, 8-933)
- Phoniatrische und pädaudiologische Komplexbehandlung (9-31)
- Psychosoziale, psychosomatische und neuropsychologische Therapie (9-40, außer 9-403)

Anmerkung:

❶ Patientenmonitoring ist nur dann zu kodieren, wenn es sich um eine intensivmedizinische Überwachung oder Behandlung handelt und wenn es nicht Komponente einer anderen Prozedur (z.B. Beatmung, Narkose) ist.

2.2 wenn Verfahren Mengenangaben (z.B. Bluttransfusionen) oder Zeitangaben im Kode enthalten (s.a. nicht abschließende Liste in Tabelle 2)

Bestimmte Prozeduren des OPS, insbesondere aus Kapitel 6 und 8, werden auf der Basis von **Größe, Zeit oder Anzahl** unterschieden.

Hier sind die Mengen- bzw. Zeitangaben zu addieren und die Summe ist einmal pro Aufenthalt zu kodieren.

Soweit der OPS für die Gabe von Medikamenten oder Blutprodukten eine Dosis- bzw. Mengenangabe vorsieht, ist nur die dem Patienten tatsächlich verabreichte Dosis bzw. Menge zu kodieren (siehe Beispiel 3).

Tabelle 2:	**Prozeduren, die jeweils nur einmal pro stationärem Aufenthalt als Summe zu kodieren sind**

- Applikation von Medikamenten (6-00)
- Spezialverfahren zur maschinellen Beatmung bei schwerem Atemversagen: Inhalative Stickstoffmonoxid-Therapie (8-714.0)
- Transfusionen von Vollblut, Erythrozytenkonzentrat und Thrombozytenkonzentrat (8-800)
- Transfusion von Granulozyten (8-802.6)
- Transfusion von Plasmabestandteilen und gentechnisch hergestellten Plasmaproteinen (8-810)

Beispiel 3

8-810.8	*Transfusion von rekombinantem Faktor VIII*
8-810.83	*Bis unter 500 Einheiten*
8-810.84	*500 Einheiten bis unter 1.000 Einheiten*
…	…
8-810.8z	*280.000 oder mehr Einheiten*

Bilaterale Prozeduren

Der OPS sieht ab der Version 2005 für Prozeduren an paarigen Organen oder Körperteilen die Angabe eines Zusatzkennzeichens für die Seitigkeit (**R**=rechts, **L**=links, **B**=beidseitig) verpflichtend vor. Wenn eine Prozedur in einer Sitzung beidseitig durchgeführt wird, ist diese demnach mit dem Zusatzkennzeichen „**B**" zu versehen. Anderenfalls wird die jeweilige Seite (**R, L**) angegeben.

Beispiel 4

Amputation **beider** Unterschenkel

5-864.8 **B** *Unterschenkelamputation n.n.bez, **beidseitig***

P006a Laparoskopische/arthroskopische/endoskopische Prozeduren

Die Art des Eingriffes (laparoskopisch, arthroskopisch oder endoskopisch) ist im OPS in der Regel bei den Prozeduren durch eine Differenzierung auf der 5. oder 6. Stelle ausgewiesen.

Beispiel 1

Laparoskopische Entfernung der Gallenblase ohne Revision der Gallengänge

5-511.11 *Cholezystektomie, einfach, **laparoskopisch,** ohne laparoskopische Revision der Gallengänge*

Beispiel 2

5-448	***Andere Rekonstruktion am Magen***	
	Hinw.:	*Der Zugang ist für die mit ** gekennzeichneten Kodes in der 6. Stelle nach folgender Liste zu kodieren*
	0	*Offen chirurgisch abdominal*
	1	*Offen chirurgisch thorakal*
	2	***Laparoskopisch***
	3	*Umsteigen laparoskopisch - offen chirurgisch*
	x	*Sonstige*
** 5-448.0	*Naht (nach Verletzung)*	
** 5-448.1	*Verschluss einer Gastrostomie oder (Ernährungs-)Fistel*	
** 5-448.2	*Gastropexie*	
** 5-448.3	*Kardiaplastik (z.B. nach Belsey)*	

Sollte diese Unterscheidung fehlen, was auch durch Weiterentwicklung von Operationstechniken möglich ist, so ist die Prozedur zu verschlüsseln und für die Art des Eingriffes (Zugangs) ist der entsprechende Zusatzkode anzugeben.

Beispiel 3

Endoskopisches Anlegen eines Liquorshuntes

5-023.00	*Anlegen eines Liquorshuntes [Shunt-Implantation], Ableitung in den Herzvorhof, ventrikuloatrial*
5-059.b	***Andere Operationen an Nerven und Ganglien: Anwendung eines Endoskopiesystems***

P007a Endoskopie multipler Gebiete (Panendoskopie)

Endoskopien multipler Gebiete sind nach dem am weitesten eingesehenen bzw. tiefsten Gebiet zu kodieren.

Beispiel 1

Eine einfache Ösophago-, Gastro-, Duodeno-, Jejuno- und Ileoskopie wird kodiert als

1-636.0	*Diagnostische Intestinoskopie (Endoskopie des tiefen Jejunums und Ileums), einfach (durch Push-Technik)*

Beispiel 2

Eine Endoskopie der oberen Atemwege mit Pharyngoskopie, Tracheoskopie und Bronchoskopie wird kodiert als

1-620.00	*Diagnostische Tracheobronchoskopie mit flexiblem Instrument, ohne weitere Maßnahmen*

P008a Klinische Untersuchung in Allgemeinanästhesie

Eine klinische Untersuchung in Allgemeinanästhesie ist nur dann als eigene Prozedur zu kodieren, wenn die Untersuchung in Allgemeinanästhesie als selbständige Maßnahme durchgeführt wird. Sofern der OPS keinen spezifischen Schlüssel für diese Untersuchung enthält, so ist dann – und nur dann – der Schlüssel 1-100 *Klinische Untersuchung in Allgemeinanästhesie* zu verwenden (siehe Beispiel 2).

Erfolgt in der gleichen Sitzung ein invasiver oder operativer Eingriff, der eine Anästhesie erfordert, so ist die klinische Untersuchung nicht gesondert zu kodieren (siehe Beispiel 1).

Beispiel 1

Exzision einer Vaginalzyste und Untersuchung unter Anästhesie.

5-702.1 *Exzision von erkranktem Gewebe der Vagina*

Beispiel 2

Manuelle rektale Untersuchung unter intravenöser Allgemeinanästhesie.

1-100 *Klinische Untersuchung in Allgemeinanästhesie*

P009a Anästhesie

Die Kodierung der Anästhesie mit einem Kode aus 8-90 sollte sich auf Ausnahmesituationen beschränken. Dies gilt beispielsweise dann, wenn Schockpatienten, Kleinkinder oder nicht kooperative Patienten eine Anästhesie erhalten, damit eine diagnostische oder therapeutische Prozedur durchgeführt werden kann, die normalerweise ohne Anästhesie erbracht wird.
Gibt es einen Kode für die durchgeführte Prozedur, so ist dieser zusammen mit einem Kode aus 8-90 für die Anästhesie anzugeben (siehe Beispiel 1). Gibt es keinen Kode für die durchgeführte Prozedur, so ist der Kode aus 8-90 für Anästhesie alleine anzugeben.

Beispiel 1

Ein Kleinkind wird zur Abklärung eines Verdachtes auf Hirntumor aufgenommen. Es wird ein Kernspintomogramm des Schädels unter Narkose durchgeführt.

3-820 *Magnetresonanztomographie des Schädels mit Kontrastmittel*
8-900 *Intravenöse Anästhesie*

P013k Wiedereröffnung eines Operationsgebietes/Reoperation

Bei der Wiedereröffnung eines Operationsgebietes zur

- Behandlung einer Komplikation
- Durchführung einer Rezidivtherapie
- Durchführung einer anderen Operation in diesem Operationsgebiet

ist zunächst zu prüfen, ob die durchgeführte Operation mit Wiedereröffnung des Operationsgebietes im OPS durch einen spezifischen Kode im betreffenden Organkapitel kodiert werden kann, wie z.B.:

5-289.1	*Operative Blutstillung* ***nach Tonsillektomie***
5-821.12	*Wechsel einer Femurkopfprothese in Totalendoprothese, nicht zementiert*

Gibt es keinen spezifischen Kode, dann ist die durchgeführte Operation zusammen mit einem Kode, wie z.B.

5-349.6	***Reoperation*** *an Lunge, Bronchus, Brustwand, Pleura, Mediastinum oder Zwerchfell*
5-379.5	***Reoperation*** *an Herz und Perikard*
5-559.3	***Revisionsoperation*** *an der Niere*
5-749.0	***Resectio***
5-983	***Reoperation***

für die Reoperation anzugeben (siehe Beispiel 1 und 2).

In einigen Kapiteln des OPS gibt es eigene Kodes für eine Reoperation, die als eigenständige Kodes ausgewiesen sind, aber im Allgemeinen wie Zusatzkodes verwendet werden (siehe DKR 0909 *Revisionen oder Reoperationen an Herz und Perikard* (Seite 103)).

Beispiel 1

5-062.8	*Andere partielle Schilddrüsenresektion: Subtotale Resektion*
5-983	***Reoperation***

Beispiel 2

5-340.d	*Thorakoskopie zur Hämatomausräumung*
5-349.6	***Reoperation an Lunge, Bronchus, Brustwand, Pleura, Mediastinum oder Zwerchfell***

P014o Prozeduren, die normalerweise nicht verschlüsselt werden

Prozeduren, die routinemäßig bei den meisten Patienten und/oder mehrfach während eines Krankenhausaufenthaltes durchgeführt werden, werden nicht verschlüsselt, da sich der Aufwand für diese Prozeduren in der Diagnose oder in den anderen angewendeten Prozeduren widerspiegelt (siehe Beispiel 1). Sie wurden aus diesem Grunde auch nicht in den OPS aufgenommen. Diese sollen auch nicht mit den Resteklassen „Andere ...“ verschlüsselt werden (s.a. DKR P003 *Hinweise und formale Vereinbarungen für die Benutzung des OPS* (Seite 39)).

Tabelle 1: Beispiele für nicht kodierbare Prozeduren

- Gipsverbände mit Ausnahme aufwändiger Gipsverbände (8-310)
- Verbände, außer bei großflächigen und schwerwiegenden Hauterkrankungen (8-191)
- Kardioplegie
- Kardiotokographie (CTG)
- Medikamentöse Therapie mit folgenden Ausnahmen:
  - bei Neugeborenen
  - nicht-antibiotische Chemotherapie
  - systemische Thrombolyse
  - Immunglobulingabe
  - Gabe von Gerinnungsfaktoren
  - Andere Immuntherapie (8-547)
  - antiretrovirale Therapie
  - Medikamente aus 6-00
- Ruhe-EKG
- Langzeit-EKG
- Belastungs-EKG
- 24-Stunden-Blutdruckmessung
- Legen einer Magensonde
- Legen eines transurethralen Blasenkatheters
- Subkutane Medikamentengabe, z. B. Heparin
- Blutentnahme
- Aufnahme- und Kontrolluntersuchung
- Visite
- Konsiliaruntersuchung
- Konventionelle Röntgenuntersuchungen
- Lungenfunktionstest mit Ausnahme von pneumologischen Funktionsuntersuchungen (1-71)
- Blutgasanalyse in Ruhe
- Atemgasanalyse
- Sonographien mit Ausnahme der Endosonographie und der komplexen differenzialdiagnostischen Sonographie mit digitaler Bild- und Videodokumentation

Beispiel 1

- Eine Röntgenaufnahme und ein Gipsverband sind bei der Diagnose einer Radius-Fraktur (Colles) üblich.
- Die intravenöse Gabe von Antibiotika wird bei der Diagnose einer Sepsis erwartet.
- Die Kardioplegie gehört zu einem herzchirurgischen Eingriff.

Es handelt sich also um Standardmaßnahmen bei bestimmten Diagnosen und Prozeduren, deren gesonderte Kodierung deshalb nicht erforderlich ist.

Verfahren, die sich bei der Entwicklung der DRGs doch als gruppierungsrelevant herausstellen sollten, werden im Rahmen der Pflege des OPS und der Kodierrichtlinien berücksichtigt.

P015r Organentnahme und Transplantation

Bei Organentnahme und Transplantation ist zwischen Spender und Empfänger zu unterscheiden. Bei der Spende wird zwischen einer Lebendspende und einer postmortalen Spende unterschieden. Bei autogener Spende sind Spender und Empfänger identisch.

1. Untersuchung eines potenziellen Organ- oder Gewebespenders

Wird ein potenzieller Spender zu Voruntersuchungen vor einer möglichen Lebendspende stationär aufgenommen, ist als Hauptdiagnose

Z00.5 *Untersuchung eines potentiellen Organ- oder Gewebespenders*

zu kodieren, sofern die Organ- oder Gewebeentnahme nicht während desselben stationären Aufenthaltes erfolgt. Kodes aus Z52.– *Spender von Organen und Gewebe* sind **nicht** anzugeben.

2. Lebendspende

Für Lebendspender, die zur Spende von Organen oder Gewebe aufgenommen werden, ist als Hauptdiagnose ein Kode aus

Z52.– *Spender von Organen und Gewebe*

anzugeben, wenn während desselben stationären Aufenthaltes die Organ- oder Gewebeentnahme durchgeführt wird. Ebenfalls sind die entsprechenden Prozedurenkodes zur Entnahme des Transplantates zu kodieren (siehe auch folgende Tabelle).

Beispiel 1

Ein Fremdspender wird zur Lebendspende einer Niere aufgenommen. Eine Nephrektomie zur Transplantation wird durchgeführt. Behandlungsrelevante Nebendiagnosen bestehen nicht.

Hauptdiagnose:	Z52.4	*Nierenspender*
Prozedur(en):	5-554.8	*Nephrektomie zur Transplantation, Lebendspender*

Beispiel 2

Ein Fremdspender wird zur Lebendspende von Stammzellen aus peripherem Blut aufgenommen. Behandlungsrelevante Nebendiagnosen bestehen nicht.

Hauptdiagnose:	Z52.01	*Stammzellenspender*
Prozedur(en):	5-410.11	*Entnahme von hämatopoetischen Stammzellen aus peripherem Blut zur Transplantation, zur allogenen Spende (verwandt oder nicht-verwandt)*

Bei **autogener Spende und Transplantation** während eines stationären Aufenthaltes sind Kodes aus Z52.– *Spender von Organen und Gewebe* **nicht** anzugeben. Die Haupt- und Nebendiagnosen sowie die OPS-Kodes für die Entnahme des Transplantates und die Kodes für die eigentliche Transplantation sind anzugeben.

3. Postmortale Spende nach Gehirntod im Krankenhaus

(Kriterien für eine mögliche postmortale Spende sind: Gehirntod nach den Richtlinien der Bundesärztekammer, Einwilligung und klinische Eignung)

Die Kodierung bei einem Patienten, der als Organspender in Frage kommt, unterscheidet sich nicht vom üblichen Vorgehen bei der Verschlüsselung von Diagnosen und Prozeduren: als Hauptdiagnose ist diejenige Erkrankung oder Verletzung zu kodieren, die die Aufnahme veranlasst hat, hinzukommen vorliegende Nebendiagnosen und die durchgeführten Prozeduren.

Der entsprechende Kode für die Organentnahme bzw. der Kode 8-978 *Aufrechterhaltung der Homöostase für die postmortale Organspende* sind **nicht** zu kodieren (siehe auch Hinweise hierzu im OPS). Ebenso ist der Kode Z00.5 *Untersuchung eines potentiellen Spenders eines Organs oder Gewebes* **nicht** anzugeben.

4. Transplantation

Empfänger des transplantierten Organs bekommen als Hauptdiagnose den Grund der Aufnahme und den entsprechenden Prozedurenkode für die Transplantation. Es ist nicht notwendig, die Entfernung des erkrankten Organs zu kodieren. Domino-Transplantationspatienten (wenn der Patient während der Behandlungsphase ein Organ sowohl erhält als auch spendet (z.B. Herz/Lunge)) erhalten eine Spender-Nebendiagnose aus Z52.– *Spender von Organen und Geweben* und die Prozedurenkodes für die Transplantation und für die Entnahme (mit der Transplantation als Hauptprozedur).

5. Versagen und Abstoßungsreaktion nach Transplantation

Wird ein Patient aufgrund eines Versagens oder einer Abstoßungsreaktion nach Transplantation eines Organs oder Gewebes oder einer Graft-versus-host-Krankheit (GVHD) aufgenommen, wird ein Kode aus T86.– *Versagen und Abstoßung von transplantierten Organen und Geweben* als Hauptdiagnose zugewiesen.

Im Falle einer Transplantation von hämatopoetischen Stammzellen sind die Organmanifestationen einer GVHD unter Beachtung des Kreuz/Stern-Systems zu kodieren. Anschließend ist die (z.B. maligne) Grunderkrankung als Nebendiagnose anzugeben (Diese Regelung hat Vorrang vor DKR 0201 *Auswahl und Reihenfolge der Kodes* (Seite 67)).

Erfolgt die Aufnahme aus einem anderen Grund als des Versagens oder der Abstoßungsreaktion nach Transplantation, so ist T86.– *Versagen und Abstoßung von transplantierten Organen und Geweben* nicht als Hauptdiagnose anzugeben.

Organ-/Gewebeentnahme und Transplantationstabelle – Teil 1

(Diese Tabelle ist nicht als vollständige Auflistung anzusehen)

ORGAN/ GEWEBE	**SPENDE** Diagnosekode für Lebendspender	**ENTNAHME** Prozedurenkode (aus) OPS		**TRANSPLANTATION** Prozedurenkode (aus) OPS: Empfänger	
Stammzellen	Z52.01	5-410.1	*Entnahme von hämatopoetischen Stammzellen aus peripherem Blut zur Transplantation*	8-805	*Transfusion von peripher gewonnenen hämatopoetischen Stammzellen*
Knochenmark	Z52.3	5-410.0	*Entnahme von hämatopoetischen Stammzellen aus Knochenmark zur Transplantation*	5-411	*Transplantation von hämatopoetischen Stammzellen aus Knochenmark*
Lymphozyten	Z52.08	5-410.3	*Entnahme von peripheren Blutzellen, Lymphozyten zur Transfusion*	Geeigneter Kode aus 8-802 *Transfusion von Leukozyten*	
Haut	Z52.1	5-901 5-904 5-924	*Freie Hauttransplantation, Entnahmestelle* *Lappenplastik an Haut und Unterhaut, Entnahmestelle* *Freie Hauttransplantation und Lappenplastik an Haut und Unterhaut bei Verbrennungen, Entnahmestelle*	Geeigneter Kode aus 5-89...5-92 *Operationen an Haut und Unterhaut*	
Knochen	Z52.2	5-783	*Entnahme eines Knochentransplantates*	5-784	*Knochentransplantation*
Niere	Z52.4	5-554.8	*Nephrektomie zur Transplantation, Lebendspender*	5-555	*Nierentransplantation*
Lunge	Z52.80	5-324.c	*Lobektomie zur Lebend-Organspende, offen-chirurgisch*	5-335.2 5-335.3	*Lungentransplantation* *Lungen-Retransplantation während desselben stationären Aufenthaltes*
Limbus-Stamm-zellen/ Konjunktiva	Z52.88	5-112	*Exzision und Destruktion von (erkranktem) Gewebe der Konjunktiva*	5-113.0	*Transplantation von Bindehaut oder Stammzellen des Limbus*
Leber	Z52.6	5-503.3 5-503.4 5-503.5 5-503.6	*Bisegmentektomie [Lobektomie links] [Resektion der Segmente 2 und 3] zur Lebend-Organspende* *Hemihepatektomie links [Resektion der Segmente 1, 2, 3, 4a und 4b] zur Lebend-Organspende* *Hemihepatektomie rechts [Resektion der Segmente 5 bis 8] zur Lebend-Organspende* *Resektion sonstiger Segmentkombinationen zur Lebend-Organspende*	5-504 8-862	*Lebertransplantation* *Hepatozytentransplantation*

Organ-/Gewebeentnahme und Transplantationstabelle – Teil 2

(Diese Tabelle ist nicht als vollständige Auflistung anzusehen)

OPS-KODES FÜR DIE TRANSPLANTATION VON POSTMORTAL ENTNOMMENEN ORGANEN

ORGAN/ GEWEBE				**TRANSPLANTATION** Prozedurenkode (aus) OPS: Empfänger	
Herz				5-375.0 5-375.1 5-375.3	*Herztransplantation, orthotop* *Herztransplantation, heterotop* *Herz-Retransplantation während desselben stationären Aufenthaltes*
Lunge				5-335.2 5-335.3	*Lungentransplantation* *Lungen-Retransplantation während desselben stationären Aufenthaltes*
Herz und Lunge				5-375.2 5-375.4	*Herz- und Lungentransplantation* *Herz-Lungen-Retransplantation (En-bloc) während desselben stationären Aufenthaltes*
Pankreas				5-528	*Transplantation von Pankreas(gewebe)*
Leber				5-504 8-862.0	*Lebertransplantation* *Allogene Hepatozytentransplantation*
Kornea				5-125	*Hornhauttransplantation und Keratoprothetik*
Niere				5-555	*Nierentransplantation*
Dünndarm				5-467.61 5-467.62 5-467.91 5-467.92	*Dünndarmtransplantation, Jejunum* *Dünndarmtransplantation, Ileum* *Dünndarm-Retransplantation während desselben stationären Aufenthaltes, Jejunum* *Dünndarm-Retransplantation während desselben stationären Aufenthaltes, Ileum*

P016d Verbringung

Prozeduren im Rahmen einer Verbringung werden durch das verbringende Krankenhaus kodiert.

P017q Klinische Obduktion bzw. Obduktion zur Qualitätssicherung

Der Kode 9-990 für eine *Klinische Obduktion bzw. Obduktion zur Qualitätssicherung* ist unter Angabe des Datums, an dem der Patient verstorben ist (Entlassungstag), anzugeben.

SPEZIELLE KODIERRICHTLINIEN

1 BESTIMMTE INFEKTIÖSE UND PARASITÄRE KRANKHEITEN

0101f HIV/AIDS

Anmerkung: Wird in dieser Richtlinie auf die Kode-Gruppe „B20–B24" hingewiesen, so sind damit alle Kodes dieser Gruppe mit Ausnahme von **B23.0** ***Akutes HIV-Infektionssyndrom*** gemeint.

HIV-Kodes sind folgende:

R75	*Laborhinweis auf Humanes Immundefizienz-Virus [HIV]* (d.h. unsicherer Nachweis nach nicht eindeutigem serologischem Test)
B23.0	*Akutes HIV-Infektionssyndrom*
Z21	*Asymptomatische HIV-Infektion [Humane Immundefizienz-Virusinfektion]* (d.h. Infektionsstatus HIV-positiv o.n.A.)
B20–B24	*Humane Immundefizienz-Viruskrankheit [HIV]*
O98.7	*HIV-Krankheit [Humane Immundefizienz-Viruskrankheit], die Schwangerschaft, Geburt und Wochenbett kompliziert*

Die Kodes R75, Z21, B23.0 und die Gruppe B20–B24 schließen sich gegenseitig aus und sind während desselben stationären Aufenthaltes nicht zusammen aufzuführen.

Laborhinweis auf HIV – R75

Dieser Kode ist nur bei den Patienten zuzuweisen, deren HIV-Antikörper-Tests nicht sicher positiv sind. Dies ist gewöhnlich dann der Fall, wenn zwar ein Screening-Test für HIV positiv, der Bestätigungstest aber entweder negativ oder nicht eindeutig ist. Der Kode R75 *Laborhinweis auf Humanes Immundefizienz-Virus [HIV]* ist nicht als Hauptdiagnose zuzuweisen.

Akutes HIV-Infektions-Syndrom – B23.0

Bei einem „akuten HIV-Infektionssyndrom" (entweder bestätigt oder vermutet) ist der Kode B23.0 *Akutes HIV-Infektionssyndrom* als Nebendiagnose zu den Kodes der bestehenden Symptome (z.B. Lymphadenopathie, Fieber) oder der Komplikation (z.B. Meningitis) hinzuzufügen.

Hinweis: Im Allgemeinen sind Symptome nur dann zu kodieren, wenn ihre Ursache unbekannt ist. Diese Kodieranweisung stellt somit eine Ausnahme zu Abschnitt „Schlüsselnummern für Symptome, Befunde und ungenau bezeichnete Zustände" in DKR D002 *Hauptdiagnose* (Seite 4) dar.

Beispiel 1

Ein HIV-positiver Patient wird mit Lymphadenopathie aufgenommen. Es wird die Diagnose eines akuten HIV-Infektionssyndroms gestellt.

Hauptdiagnose:	R59.1	*Lymphknotenvergrößerung, generalisiert*
Nebendiagnose(n):	B23.0	*Akutes HIV-Infektionssyndrom*

0101

Nach kompletter Rückbildung der primären Erkrankung werden fast alle Patienten asymptomatisch und bleiben es für mehrere Jahre. Im Falle von zukünftigen Aufnahmen ist entsprechend der existierenden Richtlinien zu kodieren. Der Kode für das „Akute HIV-Infektionssyndrom" (B23.0) wird nicht mehr verwendet, sobald die entsprechende Symptomatik nicht mehr besteht.

Asymptomatischer HIV-Status – Z21

Z21 *Asymptomatische HIV-Infektion (Humane Immundefizienz-Virusinfektion)*

ist **nicht routinemäßig, sondern nur dann** als Nebendiagnose zuzuweisen, wenn ein HIV-positiver Patient zwar keine Symptome der Infektion zeigt, die Infektion aber trotzdem den Behandlungsaufwand erhöht (siehe DKR D003 *Nebendiagnosen* (Seite 9)).

Da sich Z21 auf Patienten bezieht, die asymptomatisch sind und zur Behandlung einer nicht in Beziehung zur HIV-Infektion stehenden Erkrankung aufgenommen wurden, wird der Kode Z21 **nicht als Hauptdiagnose** zugewiesen.

HIV-Krankheit (AIDS) – B20, B21, B22, B23.8, B24

Zur Kodierung von Patienten mit einer HIV-assoziierten Erkrankung (dies kann eine AIDS-definierende Erkrankung sein oder nicht) stehen folgende Kodes zur Verfügung:

B20	*Infektiöse und Parasitäre Krankheiten infolge HIV-Krankheit [Humane Immundefizienz-Viruskrankheit]*
B21	*Bösartige Neubildungen infolge HIV-Krankheit [Humane Immundefizienz-Viruskrankheit]*
B22	*Sonstige näher bezeichnete Krankheiten infolge HIV-Krankheit [Humane Immundefizienz-Viruskrankheit]*
B23.8	*Sonstige näher bezeichnete Krankheitszustände infolge HIV-Krankheit*
B24	*Nicht näher bezeichnete HIV-Krankheit [Humane Immundefizienz-Viruskrankheit]*

Die Kodes R75 und Z21 sind in diesem Fall nicht zu verwenden.

Reihenfolge und Auswahl der Kodes

Sofern die Erkrankung, die hauptsächlich für die Veranlassung des Krankenhausaufenthaltes des Patienten verantwortlich ist, die HIV-Krankheit ist, ist der entsprechende Kode aus B20–B24 (außer B23.0) oder O98.7 (siehe auch DKR 1510 *Komplikationen in der Schwangerschaft* (Seite 123)) als Hauptdiagnose zu verwenden. Ein Beispiel hierfür ist ein Patient, der stationär zur antiretroviralen Chemotherapie der HIV-Erkrankung aufgenommen wird.

Sofern die Erkrankung, die hauptsächlich für die Veranlassung des Krankenhausaufenthaltes des Patienten verantwortlich ist, eine Manifestation der bereits bekannten HIV-Krankheit ist, ist die Manifestation als Hauptdiagnose zu kodieren. Ein Kode aus B20–B24 (außer B23.0) ist als Nebendiagnose anzugeben.

Beispiel 2

Ein Patient wird mit Mundsoor aufgrund einer bereits bekannten HIV-Infektion aufgenommen.

Hauptdiagnose:	B37.0	*Candida-Stomatitis*
Nebendiagnose(n):	B20	*Infektiöse und parasitäre Krankheit infolge HIV-Krankheit [Humane Immundefizienz-Viruskrankheit]*

Grundsätzlich sind entgegen der Definition einer Nebendiagnose (DKR D003 *Nebendiagnosen* (Seite 9)) alle bestehenden Manifestationen der HIV-Krankheit (AIDS) zu kodieren.

0103s Bakteriämie, Sepsis, SIRS und Neutropenie

Bakteriämie

Eine **Bakteriämie** ist mit einem Kode aus

A49.– *Bakterielle Infektion, nicht näher bezeichneter Lokalisation*

oder einem anderen Kode, der spezifisch den Erreger benennt z.B. A54.9 *Gonokokkeninfektion, nicht näher bezeichnet* zu kodieren. Sie ist nicht mit einem Sepsis-Kode (siehe Tabelle 1) zu verschlüsseln.

Eine Ausnahme hiervon stellt die Meningokokken-Bakteriämie dar, die mit

A39.4 *Meningokokkensepsis, nicht näher bezeichnet*

zu verschlüsseln ist.

Sepsis (Septikämie)

Im Gegensatz dazu wird eine Sepsis mit einem passenden Sepsis-Kode z.B. aus Tabelle 1 kodiert. Dies trifft auch auf eine klinisch manifeste **Urosepsis** zu.

Tabelle 1:

A02.1	*Salmonellensepsis*
A32.7	*Listeriensepsis*
A39.2	*Akute Meningokokkensepsis*
A39.3	*Chronische Meningokokkensepsis*
A39.4	*Meningokokkensepsis, nicht näher bezeichnet*
A40.–	*Streptokokkensepsis*
A41.–	*Sonstige Sepsis*
B37.7	*Candida-Sepsis*
P36.–	*Bakterielle Sepsis beim Neugeborenen*

Sepsis im Zusammenhang mit Abort, ektoper Schwangerschaft, Molenschwangerschaft, Geburt oder Wochenbett ist mit dem passenden Kode aus Tabelle 2 zu verschlüsseln. Zusätzlich ist ein Sepsis-Kode z.B. aus Tabelle 1 anzugeben, um auf den Erreger und das Vorliegen einer Sepsis hinzuweisen.

Tabelle 2:

O03–O07	*Schwangerschaft mit abortivem Ausgang*
O08.0	*Infektion des Genitaltraktes und des Beckens nach Abort, Extrauteringravidität und Molenschwangerschaft*
O75.3	*Sonstige Infektion unter der Geburt*
O85	*Puerperalfieber*

Neutropenie (Agranulozytose)

Sepsis bei Neutropenie-Patienten ist in folgender Reihenfolge zu kodieren:

1. Ein Kode für „Sepsis"
2. Ein Kode aus D70.– *Agranulozytose und Neutropenie*

Systemisches inflammatorisches Response-Syndrom [SIRS]

Für die Verschlüsselung eines SIRS stehen in der ICD-10-GM folgende Kodes zur Verfügung:

R65.0! *Systemisches inflammatorisches Response-Syndrom [SIRS] infektiöser Genese ohne Organkomplikationen*

R65.1! *Systemisches inflammatorisches Response-Syndrom [SIRS] infektiöser Genese mit Organkomplikationen.*

R65.2! *Systemisches inflammatorisches Response-Syndrom [SIRS] nichtinfektiöser Genese ohne Organkomplikationen.*

R65.3! *Systemisches inflammatorisches Response-Syndrom [SIRS] nichtinfektiöser Genese mit Organkomplikationen.*

R65.9! *Systemisches inflammatorisches Response-Syndrom [SIRS], nicht näher bezeichnet.*

Dabei ist zunächst ein Kode für die ein SIRS auslösende Grundkrankheit anzugeben, gefolgt von einem Kode aus R65.–! *Systemisches inflammatorisches Response-Syndrom [SIRS]*. Zur Angabe von Organkomplikationen, Erregern und deren Resistenzlage sind zusätzliche Schlüsselnummern zu verwenden.

2 NEUBILDUNGEN

0201n Auswahl und Reihenfolge der Kodes

Diagnosen

Die Reihenfolge der anzugebenden Kodes hängt von der Behandlung während des betreffenden Krankenhausaufenthaltes ab.

Erfolgt die Aufnahme zur Diagnostik/Behandlung des primären Malignoms, ist das primäre Malignom als Hauptdiagnose-Kode zuzuweisen.

Beispiel 1

Ein Patient wird zur Behandlung eines malignen Gehirntumors im Frontallappen stationär aufgenommen.

Hauptdiagnose: C71.1 *Bösartige Neubildung des Gehirns, Frontallappen*

Der Malignom-Kode ist als Hauptdiagnose für **jeden** Krankenhausaufenthalt **zur Behandlung der bösartigen Neubildung und zu notwendigen Folgebehandlungen** (z.B. Operationen, Chemo-/Strahlentherapie, sonstige Therapie) (siehe Beispiel 2) sowie **zur Diagnostik** (z.B. Staging) (siehe Beispiel 3) anzugeben, bis die Behandlung **endgültig** abgeschlossen ist, also auch bei den stationären Aufenthalten, die beispielsweise auf die chirurgische Entfernung eines Malignoms folgen. Denn obwohl das Malignom operativ entfernt worden ist, wird der Patient nach wie vor wegen des Malignoms behandelt. War der Aufnahmegrund weder die maligne Erkrankung noch die Chemo-/Strahlentherapie, so ist die Hauptdiagnose gemäß DKR D002 *Hauptdiagnose* (Seite 4) zu wählen.[2]

Beispiel 2

Eine Patientin wird bei vorangegangener Mastektomie bei Mammakarzinom (oberer äußerer Quadrant) anschließend erneut für drei Tage zur Strahlentherapie stationär aufgenommen.

Hauptdiagnose: C50.4 *Bösartige Neubildung der Brustdrüse, oberer äußerer Quadrant*

Beispiel 3

Ein Patient wird zum Staging eines Morbus Hodgkin (lymphozytenreiche klassische Form) nach vorangegangener Chemotherapie stationär aufgenommen.

Hauptdiagnose: C81.4 *Lymphozytenreiches (klassisches) Hodgkin-Lymphom*

[2] *Siehe hierzu auch den Beschluss des Schlichtungsausschusses Bund gem. § 17c Abs. 3 KHG, AZ 01/2015 vom 04.07.2016, der am 27.07.2016 mit Veröffentlichung in Kraft getreten ist. (https://www.dkgev.de/fileadmin/default/Beschluss_Schlichtungsausschuss_Bund_gem.____17c_Abs._3__KHG.pdf)*

Beispiel 4

Bei einer 34-jährigen Patientin erfolgte vor zwei Jahren eine Ablatio mammae links mit Axilladissektion bei Mammakarzinom. Im postoperativen Verlauf wurde eine adjuvante Chemotherapie durchgeführt. Die Patientin wird nun im Rahmen der geplanten Gesamtbehandlung für einen Mammaaufbau mittels Expander und Musculus latissimus dorsi-Lappen aufgenommen. Andere therapeutische und/oder diagnostische Maßnahmen bezüglich der malignen Grunderkrankung erfolgen nicht.

Hauptdiagnose:	C50.4	*Bösartige Neubildung der Brustdrüse [Mamma]: Oberer äußerer Quadrant der Brustdrüse*

Sofern ein Patient eine auf mehrere Eingriffe verteilte chirurgische Behandlung eines Malignoms/von Metastasen benötigt, ist jedem weiteren Krankenhausaufenthalt, bei dem eine Folge-Operation durchgeführt wird, das Malignom/die Metastasen ebenfalls als Hauptdiagnose-Kode zuzuweisen. Obwohl das Malignom/die Metastasen möglicherweise durch die erste Operation entfernt worden ist/sind, wird der **Patient** während des darauf folgenden Krankenhausaufenthaltes **nach wie vor wegen der Folgen des Malignoms/der Metastasen behandelt**, d.h. das Malignom/die Metastasen ist/sind auch der Anlass zur Folge-Operation.

Erfolgt die Aufnahme nur zur Behandlung von Metastasen, ist/sind die Metastase(n) als Hauptdiagnose-Kode anzugeben und zusätzlich, sofern bekannt, eine bzw. mehrere Nebendiagnose(n) für den Primärtumor (siehe Beispiel 5). Das primäre Malignom ist selbst einige Jahre nach der Resektion des Primärtumors Nebendiagnose, da der Patient nach wie vor wegen dieses Malignoms behandelt wird. Ist die Lokalisation des Primärtumors unbekannt, ist ein Kode aus C80.– *Bösartige Neubildung ohne Angabe der Lokalisation* zu kodieren.

Beispiel 5

Ein Patient wird zur Resektion von Lebermetastasen stationär aufgenommen. Drei Monate zuvor war ein Karzinom am Colon transversum operativ entfernt worden.

Hauptdiagnose:	C78.7	*Sekundäre bösartige Neubildung der Leber*
Nebendiagnose(n):	C18.4	*Bösartige Neubildung des Kolons, Colon transversum*

Erfolgt die Aufnahme des Patienten primär zur systemischen Chemotherapie, „systemischen“ Strahlentherapie (siehe Tabelle 1) oder zur systemischen Therapie mit Antikörpern oder Zytokinen (siehe Tabelle 1)

Tabelle 1: Prozeduren für systemische Strahlentherapie und systemische Therapie mit Antikörpern oder Zytokinen

8-523.4	*Ganzkörperbestrahlung*
8-530.2	*Therapie der blutbildenden Organe mit offenen Radionukliden*
8-530.5	*Sonstige systemische Therapie mit offenen Radionukliden*
8-530.6	*Intravenöse Therapie mit radioaktiven rezeptorgerichteten Substanzen*
8-530.7	*Intravenöse Therapie mit radioaktiven Antikörpern*
8-530.9	*Intravenöse Therapie mit radioaktiv markierten metabolischen Substanzen*
8-531	*Radiojodtherapie*
8-547.0	*Andere Immuntherapie: Mit nicht modifizierten Antikörpern*
8-547.1	*Andere Immuntherapie: Mit modifizierten Antikörpern*
8-547.2	*Andere Immuntherapie: Mit Immunmodulatoren*

des Primärtumors und/oder der Metastasen, ist das primäre Malignom als Hauptdiagnose zuzuweisen. Erfolgt die Aufnahme des Patienten primär zur systemischen Chemotherapie und ist ausnahmsweise der Primärtumor nicht bekannt, wird ein Kode aus C80.– *Bösartige Neubildung ohne Angabe der Lokalisation* als Hauptdiagnose angegeben.

Beispiel 6

Ein Patient mit Prostatakarzinom wird zur Tages-Chemotherapie aufgenommen. Es wird eine nicht komplexe Chemotherapie mit einem Medikament durchgeführt. Die Entlassung erfolgt am selben Tag.

Hauptdiagnose:	C61	*Bösartige Neubildung der Prostata*
Prozedur(en):	8-542.11	*Zytostatische Chemotherapie, Immuntherapie und antiretrovirale Therapie, nicht komplexe Chemotherapie, 1 Tag, 1 Medikament*

Beispiel 7

Ein Patient wird zur systemischen Chemotherapie von Lebermetastasen stationär aufgenommen. Drei Monate zuvor war ein Karzinom am Colon transversum operativ entfernt worden.

Hauptdiagnose:	C18.4	*Bösartige Neubildung des Kolons, Colon transversum*
Nebendiagnose(n):	C78.7	*Sekundäre bösartige Neubildung der Leber und der intrahepatischen Gallengänge*

Erfolgt hingegen die Aufnahme zur lokalen Chemotherapie oder lokalen Bestrahlungstherapie der Metastase(n), ist/sind die Metastase(n) als Hauptdiagnose und der Primärtumor als Nebendiagnose anzugeben (siehe Kodierung in Beispiel 5).

Erfolgt die Aufnahme des Patienten sowohl zur Behandlung des Primärtumors als auch der Metastasen, ist gemäß DKR D002 *Hauptdiagnose* (Seite 4) (zwei Diagnosen erfüllen gleichzeitig das Kriterium der Hauptdiagnose) diejenige Diagnose als Hauptdiagnose auszuwählen, die die meisten Ressourcen verbraucht hat.

Beispiel 8

Ein Patient wird wegen eines sonografischen Verdachts auf Lebermetastasen zur Primärtumorsuche und weiteren Abklärung stationär aufgenommen. Dabei findet sich ein Kolonkarzinom mit Lebermetastasen. Es wird sowohl eine Hemikolektomie als auch eine Leberteilresektion durchgeführt.

Hauptdiagnose: Nebendiagnose(n):	Wird vom behandelnden Arzt entschieden

Wenn sich ein Patient mit einem Symptom vorstellt und die zugrunde liegende Erkrankung zum Zeitpunkt der Aufnahme bekannt ist, ist das Symptom als Hauptdiagnose zu kodieren, sofern ausschließlich das Symptom behandelt wird. Die zugrunde liegende Erkrankung ist als Nebendiagnose-Kode anzugeben.

Beispiel 9

Ein Patient, bei dem drei Monate vorher ein großer, mehrere Bereiche überlappender maligner Gehirntumor diagnostiziert wurde, wird wegen rezidivierender Krampfanfälle aufgenommen. Es werden **nur die Krampfanfälle** behandelt.

Hauptdiagnose:	R56.8	*Sonstige und nicht näher bezeichnete Krämpfe*
Nebendiagnose(n):	C71.8	*Bösartige Neubildung des Gehirns, mehrere Teilbereiche überlappend*

Rezidiv eines primären Malignoms

Sofern ein primäres Malignom, das bereits früher aus dem selben Organ oder Gewebe radikal entfernt wurde, rezidiviert, ist es als primäres Malignom des angegebenen Gebietes zu verschlüsseln, d.h. ein Rezidiv ist wie ein Primärtumor zu kodieren.

Beispiel 10

Ein Patient wird nach zwei Jahren wegen eines Rezidivs eines voroperierten Magenkarzinoms im Corpus ventriculi stationär aufgenommen.

Hauptdiagnose:	C16.2	*Bösartige Neubildung des Magens, Corpus ventriculi*

Ausgedehnte Exzision eines Tumorgebietes

Bei Aufnahmen zur ausgedehnten Exzision eines bereits früher entfernten Tumors ist der Kode für den Tumor zuzuweisen, selbst wenn der histopathologische Befund keinen Hinweis auf einen Resttumor ergibt.

Malignomnachweis nur in der Biopsie

Wenn das Ergebnis einer Biopsie zur Diagnose eines Malignoms führt, sich aber im Operationsmaterial keine malignen Zellen finden, ist die ursprüngliche Diagnose, die aufgrund der Biopsie gestellt wurde, zu kodieren.

0206a Benachbarte Gebiete

Bekannte Primärlokalisation

Sofern sich die Ausbreitung eines Tumors von einer bekannten Primärlokalisation auf ein Nachbarorgan oder -gebiet (z.B. vom Darm auf die Blase oder vom Jejunum zum Ileum) fortsetzt, ist nur die Primärlokalisation zu kodieren. Die Ausbreitung im Nachbargebiet wird nicht verschlüsselt.

Beispiel 1

Eine Patientin mit einem Karzinom der Ektozervix, das auf die Vagina übergreift, wird zur Operation aufgenommen.

Hauptdiagnose: C53.1 *Bösartige Neubildung der Ektozervix*

Unbekannte Primärlokalisation

Eine Neubildung, die zwei oder mehr anatomisch-topographisch aneinandergrenzende Teilbereiche **innerhalb einer dreistelligen** ICD-Kategorie überlappt und deren Ursprungsort nicht bestimmt werden kann, ist entsprechend der Subkategorie .8 („mehrere Teilbereiche überlappend") zu klassifizieren (s.a. ICD-10-GM Hinweise zu Kapitel II), vorausgesetzt, dass die Kombination nicht speziell an anderer Stelle aufgeführt ist, wie zum Beispiel C16.0 *Bösartige Neubildung der Kardia (Ösophagus und Magen).*

Beispiel 2

Eine Patientin mit einem Karzinom der Endo- und Ektozervix wird zur Operation aufgenommen.

Hauptdiagnose: C53.8 *Bösartige Neubildung der Cervix uteri, mehrere Teilbereiche überlappend*

Die ICD-10-GM stellt für bestimmte bösartige Neubildungen, deren **Entstehungsort** nicht festgestellt werden kann und deren angegebene Lokalisation **zwei oder mehr dreistellige Kategorien** überlappt, eigene Kodes zur Verfügung.

Beispiel 3

Eine Patientin mit einem Karzinom der Zervix und der Vagina wird zur Strahlentherapie mehrtägig aufgenommen. Der Entstehungsort des Malignoms konnte nicht festgestellt werden.

Hauptdiagnose: C57.8 *Bösartige Neubildung der weiblichen Genitalorgane, mehrere Teilbereiche überlappend*

Anmerkung: In diesem Fall liegt ein Karzinom der Zervix (C53.–) und ein Karzinom der Vagina (C52) vor. Da der **Entstehungsort** nicht festgestellt werden kann und die angegebene Lokalisation **zwei oder mehr dreistellige Kategorien** überlappt, ist

C57.8 *Bösartige Neubildung der weiblichen Genitalorgane, mehrere Teilbereiche überlappend*

zuzuweisen.

Ungenau/nicht näher bezeichnete Lokalisationen

Für ein Malignom, dessen Ursprungsort unbekannt ist und das sich über benachbarte Gebiete erstreckt (mehrere Bereiche überlappt) und dessen Lokalisation ungenau bezeichnet oder **anderenorts nicht klassifiziert** ist, steht der Kode

C76.– *Bösartige Neubildungen sonstiger und ungenau bezeichneter Lokalisation*

zur Verfügung.

Anmerkung: Die Verwendung dieser Kategorie ist nur dann zulässig, wenn keine spezifische Information bezüglich der Art der Neubildung (z.B. bösartige Neubildung des Thorax) verfügbar ist.

0208c Remission bei malignen immunoproliferativen Erkrankungen und Leukämie

Die Kodes

C88.– *Bösartige immunoproliferative Krankheiten*,

C90.– *Plasmozytom und bösartige Plasmazellen-Neubildungen* und

C91–C95 *Leukämie*

stellen zur **Verschlüsselung des Remissionsstatus** an fünfter Stelle

0 *Ohne Angabe einer kompletten Remission* oder
1 *In kompletter Remission*

zur Verfügung.

Hierbei ist zu beachten:

.x0 Ohne Angabe einer kompletten Remission
Ohne Angabe einer Remission
In partieller Remission

ist zuzuweisen,

- wenn es sich um das erste Auftreten und die Erstdiagnose der Erkrankung handelt,
- wenn **keine** Remission vorliegt oder trotz eines Rückgangs der Krankheitserscheinungen die Erkrankung nach wie vor existiert (**partielle** Remission),

oder

- wenn der Remissionsstatus nicht bekannt ist

.x1 In kompletter Remission

ist zuzuweisen,

wenn es sich um eine **komplette** Remission handelt, d.h. **keine Anzeichen oder Symptome eines Malignoms nachweisbar** sind.

Zur Kodierung von bösartigen Neubildungen in der Eigenanamnese siehe DKR 0209 *Malignom in der Eigenanamnese.*

Für Leukämien mit einem Kode aus C91–C95, die auf eine Standard-Induktionstherapie refraktär sind, ist die zusätzliche Schlüsselnummer

C95.8! *Leukämie, refraktär auf Standard-Induktionstherapie*

anzugeben.

0209d Malignom in der Eigenanamnese

Bösartige Neubildung in der Eigenanamnese

Ein „Anamnese-Kode“ wird dann zugewiesen, wenn man von einer definitiven Heilung ausgehen kann. Wann dies bei einem Patienten möglich ist, hängt von der jeweiligen Erkrankung ab. Da die Feststellung eigentlich nur retrospektiv möglich ist, wird die Unterscheidung eher „klinisch“ auf der Basis einer fortgesetzten Behandlung des Malignoms als nach einem festgelegten Zeitrahmen getroffen.

In Fällen, in denen die Behandlung des Malignoms endgültig abgeschlossen ist, ist ein Kode aus

Z85.– *Bösartige Neubildung in der Eigenanamnese*

als **Nebendiagnose** zuzuweisen, sofern dies den Behandlungsaufwand beim aktuellen Aufenthalt erhöht (s.a. DKR D003 *Nebendiagnosen* (Seite 9).

Sofern der Patient für einen gewissen Zeitraum keine Behandlung des primären Malignoms erhalten hat, anschließend aber ausgehend von dieser Primärlokalisation Metastasen entwickelt, **sind die Kodes aus Z85.– nicht zuzuweisen**.

Nachuntersuchungen bei Patienten mit Malignom in der Eigenanamnese

Kodes der Kategorie

Z08.– *Nachuntersuchung nach Behandlung wegen bösartiger Neubildung*

sind als **Hauptdiagnose** nur dann zuzuweisen, wenn ein Patient zur Nachuntersuchung eines Malignoms aufgenommen wurde und **kein Tumor mehr nachweisbar ist**. Als Nebendiagnose ist der passende Kode aus Kategorie Z85.– *Bösartige Neubildung in der Eigenanamnese* anzugeben.

Beispiel 1

Ein Patient wurde zur Nachuntersuchung bei vorbestrahltem Blasenkarzinom (laterale Harnblasenwand) aufgenommen. Dabei fand sich kein Rezidiv des Malignoms.

Hauptdiagnose:	Z08.1	*Nachuntersuchung nach Strahlentherapie wegen bösartiger Neubildung*
Nebendiagnose(n):	Z85.5	*Bösartige Neubildung der Harnorgane in der Eigenanamnese*
Prozedur(en):	1-661	*Diagnostische Urethrozystoskopie*

0212d Instillation von zytotoxischen Materialien in die Harnblase

Diagnosen

Bei Patienten, die zur Instillation von Zytostatika oder BCG (Bacillus Calmette-Guérin) in die Blase aufgenommen werden, ist die zu behandelnde Neubildung als Hauptdiagnose zu verschlüsseln.

Der Kode Z51.1 *Chemotherapiesitzung wegen bösartiger Neubildung* ist **nicht** zuzuweisen.

Prozeduren

Der Prozedurenkode

8-541.4 *Instillation von und lokoregionale Therapie mit zytotoxischen Materialien und Immunmodulatoren in die Harnblase*

ist einmal pro Krankenhausaufenthalt zuzuweisen.

0214d Lymphangiosis carcinomatosa

Eine Lymphangiosis carcinomatosa wird analog einer Metastasierung (s.a. DKR 0201 *Auswahl und Reihenfolge der Kodes* (Seite 67)) kodiert.

Die Lymphangiosis carcinomatosa z.B. der Pleura wird mit

C78.2 *Sekundäre bösartige Neubildung der Pleura*

verschlüsselt.

0215q Lymphom

Lymphomen, die als „extranodal" ausgewiesen werden oder die sich in einem anderen Gebiet als den Lymphdrüsen befinden (z.B. das MALT-Lymphom des Magens), ist der entsprechende Kode aus den **Kategorien** C81 bis C88 zuzuweisen.

Ein Lymphom wird, unabhängig von der Anzahl der betroffenen Gebiete, nicht als metastatisch betrachtet.

Bei Lymphomen sind die folgenden Kodes nicht zuzuordnen:

C77.– *Sekundäre und nicht näher bezeichnete bösartige Neubildung der Lymphknoten*

C78.– *Sekundäre bösartige Neubildung der Atmungs- und Verdauungsorgane*

C79.0 *Sekundäre bösartige Neubildung der Niere und des Nierenbeckens*

C79.1 *Sekundäre bösartige Neubildung der Harnblase sowie sonstiger und nicht näher bezeichneter Harnorgane*

C79.2 *Sekundäre bösartige Neubildung der Haut*

C79.4 *Sekundäre bösartige Neubildung sonstiger und nicht näher bezeichneter Teile des Nervensystems*

C79.6 *Sekundäre bösartige Neubildung des Ovars*

C79.7 *Sekundäre bösartige Neubildung der Nebenniere*

C79.8- *Sekundäre bösartige Neubildung sonstiger näher bezeichneter Lokalisationen*

C79.9 *Sekundäre bösartige Neubildung nicht näher bezeichneter Lokalisation*

Für die Verschlüsselung einer Knochenbeteiligung bei malignen Lymphomen ist

C79.5 *Sekundäre bösartige Neubildung des Knochens und des Knochenmarkes*
Knochen(mark)herde bei malignen Lymphomen (Zustände klassifizierbar unter C81–C88)

anzugeben.

Für die Verschlüsselung einer Beteiligung des Gehirns oder der Hirnhäute bei Neoplasien des lymphatischen, blutbildenden und verwandten Gewebes ist

C79.3 *Sekundäre bösartige Neubildung des Gehirns und der Hirnhäute*

anzugeben.

Hinsichtlich der Festlegung der Haupt- bzw. Nebendiagnosen bei Lymphomen mit Knochenbeteiligung bzw. mit Beteiligung des Gehirns oder der Hirnhäute sind die Regelungen in der Kodierrichtlinie 0201 *Auswahl und Reihenfolge der Kodes* (Seite 67) zu beachten.

3 KRANKHEITEN DES BLUTES UND DER BLUTBILDENDEN ORGANE SOWIE BESTIMMTE STÖRUNGEN MIT BETEILIGUNG DES IMMUNSYSTEMS

Kapitel 3 derzeit nicht besetzt.

4 ENDOKRINE, ERNÄHRUNGS- UND STOFFWECHSEL-KRANKHEITEN

0401h Diabetes mellitus

Typen des Diabetes mellitus

Es gibt verschiedene Typen des Diabetes mellitus, die in der ICD-10-GM wie folgt klassifiziert sind:

E10.–	*Diabetes mellitus, Typ 1*
E11.–	*Diabetes mellitus, Typ 2*
E12.–	*Diabetes mellitus in Verbindung mit Fehl- oder Mangelernährung (Malnutrition)*
E13.–	*Sonstiger näher bezeichneter Diabetes mellitus*
E14.–	*Nicht näher bezeichneter Diabetes mellitus*
O24.0 bis O24.3	*Diabetes mellitus in der Schwangerschaft, vorher bestehend*
O24.4	*Gestationsdiabetes*
P70.0	*Syndrom des Kindes einer Mutter mit gestationsbedingtem Diabetes mellitus*
P70.1	*Syndrom des Kindes einer diabetischen Mutter*
P70.2	*Diabetes mellitus beim Neugeborenen*
R73.0	*Abnormer Glukosetoleranztest*

Anmerkung: Die Behandlung mit Insulin bestimmt **nicht** den Diabetes-Typ und ist kein Nachweis einer Insulinabhängigkeit.

Die Kategorien E10–E14

verschlüsseln an **4. Stelle** mögliche Komplikationen (z.B. Koma, Nierenkomplikationen).

An **5. Stelle** steht

0 für *nicht als entgleist bezeichneten* Diabetes mellitus,

1 für *als entgleist bezeichneten* Diabetes mellitus,

2 für Diabetes mellitus *mit sonstigen multiplen Komplikationen, nicht als entgleist bezeichnet,*

3 für Diabetes mellitus *mit sonstigen multiplen Komplikationen, als entgleist bezeichnet,*

4 für Diabetes mellitus *mit diabetischem Fußsyndrom, nicht als entgleist bezeichnet* oder

5 für Diabetes mellitus *mit diabetischem Fußsyndrom, als entgleist bezeichnet.*

Die fünften Stellen 0 und 1 sind mit den vierten Stellen „.2-.6“ sowie „.8“ und „.9“ zu benutzen. Die fünften Stellen 2-5 gelten ausschließlich für die vierte Stelle „.7“. Dabei ist zu beachten, dass nicht alle Kombinationen der jeweiligen 4-stelligen Kodes mit den 5. Stellen medizinisch sinnvoll sind.

Diabetes mellitus durch Fehl- oder Mangelernährung

Diabetes mellitus durch Mangelernährung kommt überwiegend bei Patienten aus Entwicklungsländern vor. Er tritt mit oder ohne offensichtliche Merkmale einer Pankreaserkrankung auf und ist im Wesentlichen eine klinische Diagnose. Ein Diabetes mellitus im Rahmen eines metabolischen Syndroms ist hierunter nicht zu verschlüsseln.

Diabetes mellitus nach medizinischen Maßnahmen

Bei Vorliegen eines Diabetes mellitus nach medizinischen Maßnahmen ist zunächst ein Kode aus

E13.– *Sonstiger näher bezeichneter Diabetes mellitus*
Inkl.: *Pankreopriver Diabetes mellitus*

gefolgt von dem Kode

E89.1 *Hypoinsulinämie nach medizinischen Maßnahmen*

zu verschlüsseln.

Entgleister Diabetes mellitus

Weder bei Diabetes mellitus Typ 1 noch bei Diabetes mellitus Typ 2 ist der Blutzuckerspiegel zum Zeitpunkt der Aufnahme als Kontrollindikator für die Diagnose „entgleister Diabetes mellitus" zu nehmen. Die Einstufung als „entgleist" oder „nicht entgleist" wird generell in Kenntnis des gesamten Behandlungsverlaufs vorgenommen (retrospektiv). Der Begriff „entgleist" bezieht sich dabei auf die Stoffwechsellage.

Beispiel 1

Ein Patient mit Diabetes mellitus Typ 1 wird wegen einer schweren Entgleisung der Stoffwechsellage stationär aufgenommen. Es bestehen keine Komplikationen.

Hauptdiagnose:	E10.91	*Diabetes mellitus, Typ 1 ohne Komplikationen, als entgleist bezeichnet*
Nebendiagnose(n):	keine	

Hauptdiagnose Diabetes mellitus mit Komplikationen

Liegt eine Form des Diabetes mellitus vor, die mit einem Kode aus E10.– bis E14.– verschlüsselt wird, und bestehen Komplikationen des Diabetes, so ist für die korrekte Verschlüsselung zunächst festzustellen, ob

- die **Behandlung der Grunderkrankung Diabetes mellitus** oder
- die **Behandlung einer oder mehrerer Komplikationen**

hauptsächlich die stationäre Aufnahme veranlasst hat. Des Weiteren ist für die Kodierung von Bedeutung, **wie viele Komplikationen** des Diabetes mellitus vorliegen, und ob diese die **Nebendiagnosendefinition** erfüllen.

Sofern die Grunderkrankung Diabetes mellitus behandelt wird und **nur eine Komplikation** (Manifestation) des Diabetes mellitus vorliegt, ist E10–E14, vierte Stelle „.6" zu kodieren (siehe

Beispiel 2) (Siehe anders lautende Regelung zur Nebendiagnose auf Seite 83). Außerdem ist ein Kode für die Manifestation anzugeben, sofern diese die Nebendiagnosedefinition erfüllt (siehe Beispiel 3).

Beispiel 2

Ein Patient mit Diabetes mellitus Typ 1 wird wegen einer schweren Entgleisung der Stoffwechsellage stationär aufgenommen. Anamnestisch ist als einzige Komplikation eine diabetische Retinopathie bekannt, die keinen Behandlungsaufwand zur Folge hat.

Hauptdiagnose:	E10.61	*Diabetes mellitus, Typ 1 mit sonstigen näher bezeichneten Komplikationen, als entgleist bezeichnet*
Nebendiagnose(n):	keine	

Durch diese Kodierung wird angezeigt, dass eine bekannte, nicht behandlungsbedürftige Komplikation (Manifestation) des Diabetes mellitus vorliegt, die die Kriterien der Nebendiagnosendefinition nicht erfüllt und somit nicht gesondert kodiert wird.

Beispiel 3

Ein Patient mit Diabetes mellitus Typ 1 wird wegen einer schweren Entgleisung der Stoffwechsellage stationär aufgenommen. Zusätzlich besteht als einzige Komplikation eine diabetische Nephropathie, die ebenfalls behandelt wird.

Hauptdiagnose:	E10.61†	*Diabetes mellitus, Typ 1 mit sonstigen näher bezeichneten Komplikationen, als entgleist bezeichnet*
Nebendiagnose(n):	N08.3*	*Glomeruläre Krankheiten bei Diabetes mellitus*

Anmerkung: Der Kode E10.61 gilt hier als „Ätiologiekode" für den Stern-Kode N08.3* (Manifestation) und ist daher mit einem † zu kennzeichnen.

Hinweis: In diesem Fall wird für die 4. Stelle des Diabetes-Kodes „.6" gewählt, um durch diese Kodierung die Behandlung eines entgleisten Diabetes mellitus von der Behandlung einer Komplikation (Manifestation) zu unterscheiden (siehe auch Beispiel 6) und um dadurch eine sachgerechte Eingruppierung im DRG-System zu erreichen. Diese Kodieranweisung stellt somit eine **Ausnahme zu den Regeln der ICD-10** zur Verschlüsselung des Diabetes mellitus dar.

Sofern die Grunderkrankung Diabetes mellitus behandelt wird und **multiple Komplikationen** (Manifestationen) des Diabetes mellitus vorliegen, ohne dass die Behandlung einer Manifestation im Vordergrund steht, ist E10–E14, vierte Stelle „.7" zu kodieren. Außerdem sind die Kodes für die einzelnen Manifestationen anzugeben, sofern diese der Nebendiagnosendefinition entsprechen.

Beispiel 4

Ein Patient mit Diabetes mellitus Typ 1 mit multiplen Komplikationen in Form einer Atherosklerose der Extremitätenarterien, einer Retinopathie und einer Nephropathie wird wegen einer schweren Entgleisung der Stoffwechsellage aufgenommen. Alle vorliegenden Komplikationen werden ebenfalls behandelt.

Hauptdiagnose:	E10.73†	*Diabetes mellitus, Typ 1 mit multiplen Komplikationen, mit sonstigen multiplen Komplikationen als entgleist bezeichnet*
Nebendiagnose(n):	I79.2*	*Periphere Angiopathie bei anderenorts klassifizierten Krankheiten*
	H36.0*	*Retinopathia diabetica*
	N08.3*	*Glomeruläre Krankheiten bei Diabetes mellitus*

Anmerkung: Der Kode E10.73 gilt hier als „Ätiologiekode" und ist daher mit einem † zu kennzeichnen. Dieser „Ätiologiekode" gilt für alle folgenden Stern-Kodes (Manifestationen) bis zum Auftreten eines neuen Kreuz-Kodes oder eines Kodes ohne Kennzeichen. Somit ist mit E10.73† die Ätiologie der Manifestationen I79.2*, H36.0* und N08.3* kodiert.

Sofern Komplikationen (Manifestationen) des Diabetes mellitus vorliegen und die Behandlung **einer Manifestation** im Vordergrund steht, ist E10–E14, vierte Stelle entsprechend dieser Manifestation, zu kodieren gefolgt vom entsprechenden Kode für diese Manifestation. Die Kodes für die weiteren Manifestationen sind anzugeben, sofern sie der Nebendiagnosendefinition entsprechen.

Beispiel 5

Ein Patient mit Diabetes mellitus Typ 1 mit peripheren vaskulären Komplikationen in Form einer seit Jahren bestehenden progredienten diabetischen Angiopathie der Extremitätenarterien mit Ruheschmerz wird zur Bypass-Operation (alloplastisch) aufgenommen. Zusätzlich wird eine diabetische Retinopathie mit erheblicher Einschränkung des Sehvermögens behandelt.

Hauptdiagnose:	E10.50†	*Diabetes mellitus, Typ 1 mit peripheren vaskulären Komplikationen, nicht als entgleist bezeichnet*
Nebendiagnose(n):	I79.2*	*Periphere Angiopathie bei anderenorts klassifizierten Krankheiten*
	I70.23	*Atherosklerose der Extremitätenarterien, Becken-Bein-Typ, mit Ruheschmerz*
	E10.30†	*Diabetes mellitus, Typ 1 mit Augenkomplikationen, nicht als entgleist bezeichnet*
	H36.0*	*Retinopathia diabetica*
Prozedur(en):	5-393.42	*Anlegen eines iliofemoralen Bypasses*
	5-930.4	*Alloplastisches Transplantat*

Hinweis: Der Kode I70.23 *Atherosklerose der Extremitätenarterien, Becken-Bein-Typ, mit Ruheschmerz* dient in diesem Beispiel zur näheren Spezifizierung der durch das Kreuz-Stern-System beschriebenen Diagnose. Er ist hier nicht als Hauptdiagnose anzugeben. Der Prozedurenkode 5-930.4 *Alloplastisches Transplantat* wird hier zusätzlich angegeben, um die Art des Transplantates näher zu spezifizieren.

Sofern multiple Komplikationen (Manifestationen) des Diabetes mellitus vorliegen und die Behandlung **mehrerer Manifestationen** im Vordergrund steht, ist entsprechend der Regelung zu „zwei oder mehr Diagnosen, die gleichermaßen der Definition der Hauptdiagnose entsprechen“ in der DKR D002 *Hauptdiagnose* (Seite 4) zu verfahren. Somit ist die vierte Stelle des Kodes aus E10–E14 entsprechend der Manifestation zu wählen, die vom behandelnden Arzt als die am besten der Hauptdiagnosendefinition entsprechende ausgewählt wurde. Zudem ist der entsprechende Kode für diese Manifestation anzugeben. Die Kodes für die weiteren Manifestationen sind anzugeben, sofern sie der Nebendiagnosendefinition entsprechen.

Diabetes mellitus als Nebendiagnose

Wenn die stationäre Aufnahme **aus einem anderen Grund als dem Diabetes mellitus** erfolgt ist, so ist für die korrekte Verschlüsselung von Bedeutung,

- ob der Diabetes mellitus die Nebendiagnosendefinition erfüllt,
- ob Komplikationen des Diabetes mellitus vorliegen und
- ob diese die Nebendiagnosendefinition erfüllen.

Wenn der Diabetes mellitus die Nebendiagnosendefinition erfüllt, so ist dieser zu kodieren. Liegen Komplikationen (Manifestationen) vor, ist bei einem Kode aus E10–E14 die vierte Stelle entsprechend der Manifestation(en) zu verschlüsseln. Außerdem sind die Manifestation(en) anzugeben, sofern diese die Nebendiagnosedefinition erfüllen.
Abweichend von den Regelungen zur Hauptdiagnose Diabetes mellitus ist jedoch

- nicht .6 als vierte Stelle zu erfassen, wenn ein spezifischerer Kode für eine einzelne Komplikation gewählt werden kann, bzw.
- bei multiplen Komplikationen stets mit vierter Stelle .7 zu kodieren.

Beispiel 6

Ein Patient wird wegen einer geschlossenen Humeruskopffraktur ohne Weichteilschaden stationär aufgenommen. Zudem besteht ein Diabetes mellitus Typ 2, der diätetisch und medikamentös behandelt wird. Als einzige Komplikation liegt eine diabetische Nephropathie vor, die keinen Behandlungsaufwand zur Folge hat.

Hauptdiagnose:	S42.21	*Fraktur des proximalen Ende des Humerus: Kopf*
Nebendiagnose(n):	E11.20	*Diabetes mellitus, Typ 2 mit Nierenkomplikationen, nicht als entgleist bezeichnet*

Beispiel 7

Ein Patient mit langjähriger arterieller Hypertonie und intensivem Nikotinabusus wird aufgrund der Verschlechterung einer bekannten peripheren arteriellen Verschlusskrankheit mit Ruheschmerz zur Bypass-Operation (alloplastisch) aufgenommen. Zusätzlich werden ein Diabetes mellitus Typ 2, eine beginnende diabetische Polyneuropathie und eine beginnende diabetische Retinopathie behandelt.

Hauptdiagnose:	I70.23	*Atherosklerose der Extremitätenarterien, Becken-Bein-Typ, mit Ruheschmerz*
Nebendiagnose(n):	I10.00	*Benigne essentielle Hypertonie, ohne Angabe einer hypertensiven Krise*
	E11.72†	*Diabetes mellitus, Typ 2 mit multiplen Komplikationen, mit sonstigen multiplen Komplikationen nicht als entgleist bezeichnet*
	G63.2*	*Diabetische Polyneuropathie*
	H36.0*	*Retinopathia diabetica*
Prozedur(en):	5-393.42	*Anlegen eines iliofemoralen Bypasses*
	5-930.4	*Alloplastisches Transplantat*

Spezifische Komplikationen des Diabetes mellitus

Generell sind bezüglich der Kodierung von Komplikationen des Diabetes mellitus die vorhergehenden Absätze zu beachten.

Akute metabolische Komplikationen

Ein Diabetes mellitus mit **(Keto-)Azidose** ist mit E10–E14, vierte Stelle „.1“ zu verschlüsseln. In wenigen Fällen diabetischer Azidose können Ketoazidose und Laktatazidose bei dem gleichen Patienten beobachtet werden. In diesen Fällen ist zu kodieren:

E10–E14, vierte und fünfte Stelle „.73“ („…, mit sonstigen multiplen Komplikationen, als entgleist bezeichnet“).

Nierenkomplikationen

Nierenerkrankungen, die in kausalem Zusammenhang mit Diabetes mellitus stehen, sind als „Diabetes mellitus mit Nierenkomplikationen"

E10†–E14†, vierte Stelle „.2"

zu verschlüsseln. Außerdem ist ein Kode für die spezifische Manifestation anzugeben, sofern diese der Nebendiagnosendefinition entspricht. Dies ist für die nachfolgenden Beispiele zu beachten.

Beispiel 8

Ein Patient kommt zur Behandlung einer diabetischen Nephropathie.

Hauptdiagnose:	E10.20†	*Diabetes mellitus, Typ 1 mit Nierenkomplikationen, nicht als entgleist bezeichnet*
Nebendiagnose(n):	N08.3*	*Glomeruläre Krankheiten bei Diabetes mellitus*

Beispiel 9

Ein Patient wird zur Behandlung einer terminalen Niereninsuffizienz aufgrund einer diabetischen Nephropathie aufgenommen.

Hauptdiagnose:	E10.20†	*Diabetes mellitus, Typ 1 mit Nierenkomplikationen, nicht als entgleist bezeichnet*
Nebendiagnose(n):	N08.3*	*Glomeruläre Krankheiten bei Diabetes mellitus*
	N18.5	*Chronische Nierenkrankheit, Stadium 5*

Hinweis: Der Kode N18.5 *Chronische Nierenkrankheit, Stadium 5* dient in diesem Beispiel zur näheren Spezifizierung der durch das Kreuz-Stern-System beschriebenen Diagnose. Er ist nicht als Hauptdiagnose anzugeben.

Diabetische Augenerkrankungen

Augenerkrankungen, die in kausalem Zusammenhang mit Diabetes mellitus stehen, sind als „Diabetes mellitus mit Augenkomplikationen"

E10†–E14†, vierte Stelle „.3"

zu verschlüsseln. Außerdem ist ein Kode für die spezifische Manifestation anzugeben, sofern diese der Nebendiagnosendefinition entspricht. Dies ist für die nachfolgenden Beispiele zu beachten.

Diabetische Retinopathie

E10†–E14†, vierte Stelle „.3"	*Diabetes mellitus mit Augenkomplikationen*
H36.0*	*Retinopathia diabetica*

Eine diabetische Retinopathie **mit Retina-(Makula-)Ödem** ist wie folgt zu kodieren:

E10†–E14†, vierte Stelle „.3"	*Diabetes mellitus mit Augenkomplikationen*
H36.0*	*Retinopathia diabetica*
H35.8	*Sonstige näher bezeichnete Affektionen der Netzhaut*

Wenn die diabetische Augenerkrankung eine Erblindung oder geringes Sehvermögen zur Folge hat, wird zusätzlich ein Kode der Kategorie

H54.– *Blindheit und Sehbeeinträchtigung*

zugewiesen.

Katarakt

Eine **diabetische Katarakt** wird nur dann kodiert, wenn ein kausaler Zusammenhang zwischen der Katarakt und dem Diabetes mellitus besteht:

E10†–E14†, vierte Stelle „.3"	*Diabetes mellitus mit Augenkomplikationen*
H28.0*	*Diabetische Katarakt*

Wenn kein kausaler Zusammenhang besteht, sind Katarakte bei Diabetikern wie folgt zu kodieren:

der zutreffende Kode aus H25.– *Cataracta senilis* oder H26.– *Sonstige Kataraktformen* sowie die entsprechenden Kodes aus E10–E14 *Diabetes mellitus.*

Neuropathie und Diabetes mellitus

Neurologische Erkrankungen, die in kausalem Zusammenhang mit Diabetes mellitus stehen, sind als „Diabetes mellitus mit neurologischen Komplikationen"

E10†–E14†, vierte Stelle „.4"

zu verschlüsseln. Außerdem ist ein Kode für die spezifische Manifestation anzugeben, sofern diese der Nebendiagnosendefinition entspricht. Dies ist für die nachfolgenden Beispiele zu beachten.

Diabetische Mononeuropathie

E10†–E14†, vierte Stelle „.4"	*Diabetes mellitus mit neurologischen Komplikationen*
G59.0*	*Diabetische Mononeuropathie*

Diabetische Amyotrophie

E10†–E14†, vierte Stelle „.4“	*Diabetes mellitus mit neurologischen Komplikationen*
G73.0*	*Myastheniesyndrome bei endokrinen Krankheiten*

Diabetische Polyneuropathie

E10†–E14†, vierte Stelle „.4“	*Diabetes mellitus mit neurologischen Komplikationen*
G63.2*	*Diabetische Polyneuropathie*

Periphere vaskuläre Erkrankung und Diabetes mellitus

Periphere vaskuläre Erkrankungen, die in kausalem Zusammenhang mit Diabetes mellitus stehen, sind als „Diabetes mellitus mit peripheren vaskulären Komplikationen“

E10†–E14†, vierte Stelle „.5“

zu verschlüsseln. Außerdem ist ein Kode für die spezifische Manifestation anzugeben, sofern diese der Nebendiagnosendefinition entspricht. Dies ist für das nachfolgende Beispiel zu beachten (Siehe hierzu auch Beispiel 5).

Diabetes mellitus mit peripherer Angiopathie

E10†–E14†, vierte Stelle „.5“	*Diabetes mellitus mit peripheren vaskulären Komplikationen*
I79.2*	*Periphere Angiopathie bei anderenorts klassifizierten Krankheiten*

Diabetisches Fußsyndrom

Die Diagnose „Diabetischer Fuß“ wird kodiert mit

E10–E14, **vierte und fünfte Stelle**

„.74“ *Diabetes mellitus mit multiplen Komplikationen, mit diabetischem Fußsyndrom, nicht als entgleist bezeichnet*

oder

„.75“ *Diabetes mellitus mit multiplen Komplikationen, mit diabetischem Fußsyndrom, als entgleist bezeichnet.*

Die Kodes für die vorhandenen Manifestationen, z.B.

G63.2* *Diabetische Polyneuropathie,*

I79.2* *Periphere Angiopathie bei anderenorts klassifizierten Krankheiten*

sind **danach anzugeben**. Alle vorliegenden Manifestationen und Komplikationen sind zu kodieren, wenn sie der Definition einer Nebendiagnose entsprechen.

Die folgende Liste gibt eine Auswahl von Diagnosen wieder, die zum klinischen Bild des „diabetischen Fußsyndroms“ gehören können:

1. Infektion und/oder Ulcus

Hautabszess, Furunkel und Karbunkel an Extremitäten	L02.4
Phlegmone an Zehen	L03.02
Phlegmone an der unteren Extremität	L03.11

Hinweis: Die folgenden Viersteller zu L89.– Dekubitalgeschwür und Druckzone verschlüsseln an 5. Stelle die Lokalisation der Druckstellen (siehe ICD-10-GM).

Dekubitus, Stadium 1	L89.0-
Dekubitus, Stadium 2	L89.1-
Dekubitus, Stadium 3	L89.2-
Dekubitus, Stadium 4	L89.3-
Dekubitus, Stadium nicht näher bezeichnet	L89.9-

Ulcus cruris, anderenorts nicht klassifiziert	L97

2. Periphere vaskuläre Erkrankung

Atherosklerose der Extremitätenarterien, Becken-Bein-Typ, ohne Beschwerden	I70.20
Atherosklerose der Extremitätenarterien, Becken-Bein-Typ, mit belastungsinduziertem Ischämieschmerz, Gehstrecke 200 m und mehr	I70.21
Atherosklerose der Extremitätenarterien, Becken-Bein-Typ, mit belastungsinduziertem Ischämieschmerz, Gehstrecke weniger als 200 m	I70.22
Atherosklerose der Extremitätenarterien, Becken-Bein-Typ, mit Ruheschmerz	I70.23
Atherosklerose der Extremitätenarterien, Becken-Bein-Typ, mit Ulzeration	I70.24
Atherosklerose der Extremitätenarterien, Becken-Bein-Typ, mit Gangrän	I70.25
Sonstige und nicht näher bezeichnete Atherosklerose der Extremitätenarterien	I70.29

3. Periphere Neuropathie

Diabetische Polyneuropathie	G63.2*
Autonome Neuropathie bei endokrinen und Stoffwechselkrankheiten	G99.0*

4. Deformitäten

Hallux valgus (erworben)	M20.1
Hallux rigidus	M20.2
Sonstige Deformität der Großzehe (erworben)	M20.3
Sonstige Hammerzehe(n) (erworben)	M20.4
Sonstige Deformitäten der Zehen (erworben)	M20.5
Flexionsdeformität, Knöchel und Fuß	M21.27
Hängefuß (erworben), Knöchel und Fuß	M21.37
Plattfuß [Pes planus] (erworben)	M21.4
Erworbener Klauenfuß und Klumpfuß, Knöchel und Fuß	M21.57
Sonstige erworbene Deformitäten des Knöchels und des Fußes	M21.6-

5. Frühere Amputation(en)

Verlust des Fußes und des Knöchels, einseitig *Zehe(n), auch beidseitig*	Z89.4
Verlust der unteren Extremität unterhalb oder bis zum Knie, einseitig	Z89.5
Verlust der unteren Extremität oberhalb des Knies, einseitig	Z89.6
(Teilweiser) Verlust der unteren Extremität, beidseitig *Exkl.: Isolierter Verlust der Zehen, beidseitig (Z89.4)*	Z89.7

Beispiel 10

Ein Patient mit entgleistem Diabetes mellitus Typ 1 wird zur Behandlung eines Diabetischen Fußsyndroms mit gemischtem Ulkus der Zehe (bei Angiopathie und Neuropathie) und Erysipel am Unterschenkel aufgenommen.

Hauptdiagnose:	E10.75†	*Diabetes mellitus, Typ 1 mit multiplen Komplikationen, mit diabetischem Fußsyndrom, als entgleist bezeichnet*
Nebendiagnose(n):	G63.2*	*Diabetische Polyneuropathie*
	I79.2*	*Periphere Angiopathie bei anderenorts klassifizierten Krankheiten*
	I70.24	*Atherosklerose der Extremitätenarterien, Becken-Bein-Typ, mit Ulzeration*
	A46	*Erysipel [Wundrose]*

Hinweis: Der Kode I70.24 *Atherosklerose der Extremitätenarterien, Becken-Bein-Typ, mit Ulzeration* dient in diesem Beispiel zur näheren Spezifizierung der durch das Kreuz-Stern-System beschriebenen Diagnose. Er ist hier nicht als Hauptdiagnose anzugeben.

Metabolisches Syndrom

Bei Vorliegen eines „metabolischen Syndroms" sind die vorliegenden Komponenten des Syndroms einzeln zu kodieren (s.a. DKR D004 *Syndrome* (Seite 11)).

Störungen der inneren Sekretion des Pankreas

Die Kodes

E16.0 *Arzneimittelinduzierte Hypoglykämie ohne Koma*

E16.1 *Sonstige Hypoglykämie*

E16.2 *Hypoglykämie, nicht näher bezeichnet*

E16.8 *Sonstige näher bezeichnete Störungen der inneren Sekretion des Pankreas*

E16.9 *Störungen der inneren Sekretion des Pankreas, nicht näher bezeichnet*

sind bei **Diabetikern** nicht als Hauptdiagnose zu verschlüsseln.

0403d Zystische Fibrose

Bei einem Patienten mit Zystischer Fibrose ist unabhängig davon, aufgrund welcher Manifestation dieser Erkrankung er aufgenommen wird, eine Schlüsselnummer aus

E84.– *Zystische Fibrose*

als **Hauptdiagnose** zuzuordnen. Die spezifische(n) Manifestation(en) ist/sind immer als Nebendiagnose(n) zu verschlüsseln.

Es ist zu beachten, dass in Fällen mit kombinierten Manifestationen der passende Kode aus

E84.8- *Zystische Fibrose mit sonstigen Manifestationen*

zu verwenden ist:

E84.80 *Zystische Fibrose mit Lungen- und Darm-Manifestation*

E84.87 *Zystische Fibrose mit sonstigen multiplen Manifestationen*

E84.88 *Zystische Fibrose mit sonstigen Manifestationen*

Beispiel 1

Ein Patient mit Mukoviszidose und Haemophilus influenzae-Infektion wird zur Behandlung einer Bronchitis aufgenommen.

Hauptdiagnose:	E84.0	*Zystische Fibrose mit Lungenmanifestationen*
Nebendiagnose(n):	J20.1	*Akute Bronchitis durch Haemophilus influenzae*

E84.80 *Zystische Fibrose mit Lungen- und Darm-Manifestation* **wird nicht angegeben**, wenn die Behandlung der Darm-Manifestation im Vordergrund steht und die stationäre Aufnahme z.B. speziell zur Operation einer mit der Darm-Manifestation in Zusammenhang stehenden Komplikation erfolgt ist. In diesen Fällen ist

E84.1 *Zystische Fibrose mit Darmmanifestationen*

als Hauptdiagnose zuzuweisen, als Nebendiagnose wird zusätzlich E84.0 *Zystische Fibrose mit Lungenmanifestationen* kodiert. Diese Kodieranweisung stellt somit eine **Ausnahme** zu den Regeln der ICD-10 zur Verschlüsselung der Zystischen Fibrose mit kombinierten Manifestationen dar.

Bei Krankenhausaufenthalten, die **nicht die Zystische Fibrose betreffen,** wird die Erkrankung (z.B. Fraktur) als Hauptdiagnose und ein Kode aus E84.– *Zystische Fibrose* als Nebendiagnose verschlüsselt.

5 PSYCHISCHE UND VERHALTENSSTÖRUNGEN

0501e Psychische und Verhaltensstörungen durch psychotrope Substanzen (Drogen, Medikamente, Alkohol und Nikotin)

Allgemeine Hinweise

Die allgemeinen Hinweise zu den Kategorien F10–F19 in der ICD-10-GM sind zu beachten.

Beschreibungen wie „Gesellschaftstrinker" oder „starker Trinker" sind nicht zu kodieren.

Wenn mehr als eine vierte Stelle aus F10–F19 kodierbar ist (z.B. „akute Intoxikation [akuter Rausch]", „Abhängigkeit" oder „psychotische Störung"), so sind alle kombinierbaren Kodes zuzuweisen (siehe Beispiel 1).

Nehmen Patienten (verordnete oder nicht verordnete) Medikamente in einer Überdosierung zu sich, so werden die Kategorien F10–F19 nicht zur Verschlüsselung verwendet. Fälle von Überdosierung sind mit dem entsprechenden Vergiftungs-Kode aus der Liste der Medikamente und Chemikalien (Kapitel XIX) zu kodieren.

Akute Intoxikation [akuter Rausch]

Im Fall einer akuten Intoxikation (eines akuten Rausches) wird der zutreffende Kode aus F10–F19 - vierte Stelle „.0" zugewiesen, gegebenenfalls - **zusammen** mit einem weiteren vierstelligen Kode aus F10–F19 (siehe Beispiel 1). Sofern die akute Intoxikation (der akute Rausch) der Aufnahmegrund ist, ist sie (er) als Hauptdiagnose zu kodieren.

Beispiel 1

Ein Patient wird wegen eines akuten Rausches neben bestehendem Alkoholabhängigkeits-Syndrom aufgenommen.

Hauptdiagnose:	F10.0	*Psychische und Verhaltensstörungen durch Alkohol, akute Intoxikation [akuter Rausch]*
Nebendiagnose(n):	F10.2	*Psychische und Verhaltensstörungen durch Alkohol, Abhängigkeitssyndrom*

Schädlicher Gebrauch

An vierter Stelle ist eine „.1" zuzuweisen, wenn ein Zusammenhang zwischen einer bestimmten Krankheit/Krankheiten und Alkohol-/Drogenabusus besteht. Das ist beispielsweise der Fall, wenn Diagnosen durch Aussagen wie „alkoholinduziert" oder „drogenbezogen" näher bezeichnet sind.

Beispiel 2

Bei einem Patienten wird eine alkoholbezogene Ösophagitis diagnostiziert.

Hauptdiagnose:	K20	*Ösophagitis*
Nebendiagnose(n):	F10.1	*Psychische und Verhaltensstörungen durch Alkohol, schädlicher Gebrauch*

Bei der oben genannten Definition ist zu beachten, dass eine vierte Stelle mit „.1“ **nicht** zugewiesen wird, wenn eine spezifische drogen-/alkoholbezogene Krankheit existiert, insbesondere ein Abhängigkeitssyndrom oder eine psychotische Störung.

6 KRANKHEITEN DES NERVENSYSTEMS

0601i Schlaganfall

1. Akuter Schlaganfall

Solange der Patient eine **fortgesetzte** Behandlung des akuten Schlaganfalls und der unmittelbaren Folgen (Defizite) erhält, ist ein Kode aus den Kategorien I60–I64 (Zerebrovaskuläre Krankheiten) mit den jeweils passenden Kodes für die Defizite (z.B. Hemiplegie, Aphasie, Hemianopsie, Neglect ...) zuzuweisen.

Beispiel 1

Ein Patient erleidet einen Hirninfarkt mit schlaffer Hemiplegie und Aphasie und wird zur stationären Behandlung aufgenommen.

Hauptdiagnose:	I63.3	*Hirninfarkt durch Thrombose zerebraler Arterien*
Nebendiagnose(n):	G81.0	*Schlaffe Hemiparese und Hemiplegie*
	R47.0	*Aphasie*

Es werden der Hirninfarkt als Hauptdiagnose und sämtliche auftretende Funktionsstörungen als Nebendiagnosen kodiert.

2. „Alter Schlaganfall“

Der Patient hat die Anamnese eines Schlaganfalls **mit** gegenwärtig bestehenden neurologischen Ausfällen. In diesem Fall werden die neurologischen Ausfälle (z.B. Hemiplegie, Aphasie, Hemianopsie, Neglect…) entsprechend der DKR D003 *Nebendiagnosen* (Seite 9) kodiert und danach ein Kode aus

I69.– *Folgen einer zerebrovaskulären Krankheit*

zugewiesen.

Beispiel 2

Ein Patient wurde mit einer Pneumokokken-Pneumonie aufgenommen. Der Patient hatte vor drei Jahren einen akuten Schlaganfall und erhält seitdem Thrombozytenaggregationshemmer zur Rezidivprophylaxe. Es besteht eine residuale spastische Hemiparese. Diese verursachte erhöhten Pflegeaufwand.

Hauptdiagnose:	J13	*Pneumonie durch Streptococcus pneumoniae*
Nebendiagnose(n):	G81.1	*Spastische Hemiparese und Hemiplegie*
	I69.4	*Folgen eines Schlaganfalls, nicht als Blutung oder Infarkt bezeichnet*

Anmerkung:

Es ist zu beachten, dass bei einem Schlaganfall **Dysphagie, Urin- und Stuhl-Inkontinenz** nur dann kodiert werden, wenn bestimmte Kriterien erfüllt sind (siehe auch DKR 1804 *Inkontinenz* (Seite 135)).

Dysphagie (R13.–) ist nur zu kodieren, wenn z.B. eine Magensonde zur enteralen Ernährung notwendig ist oder eine Behandlung der Dysphagie mehr als 7 Kalendertage nach Auftreten des Schlaganfalls erforderlich ist.

0603h Tetraplegie und Paraplegie, nicht traumatisch

Zur Kodierung einer traumatischen Tetraplegie/Paraplegie siehe DKR 1910 *Verletzung des Rückenmarks* (Seite 143).

Initiale (akute) Phase der Paraplegie/Tetraplegie

Die „akute“ Phase einer nichttraumatischen Paraplegie/Tetraplegie umfasst Erstaufnahmen wegen eines nicht traumatisch bedingten Funktionsausfalls, wie zum Beispiel bei Myelitis transversa oder bei Rückenmarkinfarkt. Es kann sich auch um eine konservativ oder operativ behandelte Erkrankung handeln, die sich in Remission befand, sich jedoch verschlechtert hat und jetzt die gleiche Behandlungsintensität erfordert wie bei Patienten, die das erste Mal nach einem Trauma aufgenommen wurden.

Sofern sich ein Patient mit einer Krankheit vorstellt, die eine akute Schädigung des Rückenmarks zur Folge hat (z.B. Myelitis), sind die folgenden Kodes zuzuweisen:

Die Krankheit als Hauptdiagnose, z.B.

G04.9 *Diffuse Myelitis*

und einen Kode aus

G82.– *Paraparese und Paraplegie, Tetraparese und Tetraplegie,* fünfte Stelle „.0“ oder „.1“.

Für die funktionale Höhe der Rückenmarksschädigung ist zusätzlich der passende Kode aus

G82.6-! *Funktionale Höhe der Schädigung des Rückenmarkes*

anzugeben.

Späte (chronische) Phase einer Paraplegie/Tetraplegie

Von der chronischen Phase einer Paraplegie/Tetraplegie spricht man, wenn die Behandlung der akuten Erkrankung (z.B. einer Myelitis), die die Lähmungen verursachte, abgeschlossen ist.

Kommt ein Patient in dieser chronischen Phase zur Behandlung der Paraplegie/Tetraplegie, ist ein Kode der Kategorie

G82.– *Paraparese und Paraplegie, Tetraparese und Tetraplegie,* fünfte Stelle „.2“ oder „.3“

als Hauptdiagnose anzugeben.

Wird ein Patient dagegen zur Behandlung einer anderen Erkrankung wie z.B. Harnwegsinfektion, Fraktur des Femur etc. aufgenommen, ist die zu behandelnde Erkrankung gefolgt von einem Kode der Kategorie

G82.– *Paraparese und Paraplegie, Tetraparese und Tetraplegie,* fünfte Stelle „.2“ oder „.3“

anzugeben sowie andere vorliegende Erkrankungen. Die Reihenfolge dieser Diagnosen muss sich an der Definition der Hauptdiagnose orientieren.

Für die funktionale Höhe der Rückenmarksschädigung ist zusätzlich der passende Kode aus

G82.6-! *Funktionale Höhe der Schädigung des Rückenmarkes*

anzugeben.

7 KRANKHEITEN DES AUGES UND DER AUGENANHANGSGEBILDE

0702a Katarakt: Sekundäre Linseninsertion

In Fällen, in denen die Linse entweder in einer vorangegangenen Operation entfernt wurde oder die Linse disloziert oder subluxiert und nicht korrekt positioniert ist, ist bei der Insertion einer Linse als Diagnosekode

H27.0 *Aphakie*

zuzuweisen.

0704c Versagen oder Abstoßung eines Kornea-Transplantates

Versagen und Abstoßung eines Hornhauttransplantates des Auges ist mit dem Kode

T86.83 *Versagen und Abstoßung eines Hornhauttransplantates des Auges*

zu kodieren.

Nebendiagnosen im Zusammenhang mit der Abstoßung oder dem Versagen eines Kornea-Transplantates werden zusätzlich zu T86.83 kodiert, zum Beispiel:

H44.0 *Purulente Endophthalmitis*
H44.1 *Sonstige Endophthalmitis*
H20.– *Iridozyklitis*
H16.– *Keratitis*
H18.– *Sonstige Affektionen der Hornhaut*
Z96.1 *Vorhandensein eines intraokularen Linsenimplantates*

8 KRANKHEITEN DES OHRES UND DES WARZENFORTSATZES

0801p Schwerhörigkeit und Taubheit

Die Diagnosen Schwerhörigkeit und Taubheit können mit einem passenden Kode aus den Kategorien

H90.– *Hörverlust durch Schallleitungs- oder Schallempfindungsstörung* und

H91.– *Sonstiger Hörverlust*

unter anderem in folgenden Situationen als **Hauptdiagnose** kodiert werden:

- Untersuchung bei Kindern, wenn ein CT unter Sedierung oder Hörtests durchgeführt werden
- plötzlicher Hörverlust bei Erwachsenen
- Stationäre Aufnahme zur Einführung eines Kochlea- oder Hörimplantates

9 KRANKHEITEN DES KREISLAUFSYSTEMS

0901f Ischämische Herzkrankheit

Angina pectoris (I20.–)

Liegt bei einem Patienten eine Angina pectoris vor, ist der entsprechende Kode **vor** dem Kode der Koronaratherosklerose anzugeben.

Wenn ein Patient mit instabiler Angina pectoris aufgenommen wird und diese sich während des Krankenhausaufenthaltes zu einem Myokardinfarkt entwickelt, ist nur der Kode für einen Myokardinfarkt anzugeben.

Wenn der Patient jedoch eine Postinfarkt-Angina entwickelt, kann I20.0 *Instabile Angina pectoris* als zusätzlicher Kode angegeben werden.

Akuter Myokardinfarkt (I21.–)

Ein als akut bezeichneter oder bis zu vier Wochen (28 Tage) zurückliegender Myokardinfarkt ist mit einem Kode aus

I21.– *Akuter Myokardinfarkt*

zu verschlüsseln.

Kodes der Kategorie I21.– *Akuter Myokardinfarkt* sind anzugeben sowohl für die initiale Behandlung eines Infarktes im ersten Krankenhaus, das den Infarktpatienten aufnimmt, als auch in anderen Einrichtungen, in die der Patient innerhalb von vier Wochen (28 Tage) nach dem Infarkt aufgenommen oder verlegt wird.

Rezidivierender Myokardinfarkt (I22.–)

Mit dieser Kategorie ist ein Infarkt zu kodieren, der innerhalb von **vier Wochen** (28 Tagen) **nach** einem vorangegangenen Infarkt auftritt.

Alter Myokardinfarkt (I25.2-)

Die Schlüsselnummer

I25.2- *Alter Myokardinfarkt*

kodiert eine **anamnestische Diagnose**, auch wenn sie nicht als „Z-Kode“ in Kapitel XXI enthalten ist. Sie ist nur dann zusätzlich zu kodieren, wenn sie Bedeutung für die aktuelle Behandlung hat.

Sonstige Formen der chronischen ischämischen Herzkrankheit (I25.8)

Ein Myokardinfarkt, der mehr als vier Wochen (28 Tage) nach dem Eintritt behandelt wird, ist mit

I25.8 *Sonstige Formen der chronischen ischämischen Herzkrankheit*

zu verschlüsseln.

Ischämische Herzkrankheit, die früher chirurgisch/interventionell behandelt wurde

Wenn während des aktuellen Krankenhausaufenthaltes eine ischämische Herzkrankheit behandelt wird, die früher chirurgisch/interventionell behandelt wurde, ist folgendermaßen zu verfahren:

Wenn die vorhandenen Bypässe/Stents offen sind und ein erneuter Eingriff durchgeführt wird, um weitere Gefäßabschnitte zu behandeln, ist der Kode

I25.11 *Atherosklerotische Herzkrankheit, Ein-Gefäß-Erkrankung,*

I25.12 *Atherosklerotische Herzkrankheit, Zwei-Gefäß-Erkrankung,*

I25.13 *Atherosklerotische Herzkrankheit, Drei-Gefäß-Erkrankung* oder

I25.14 *Atherosklerotische Herzkrankheit, Stenose des linken Hauptstammes*

und entweder

Z95.1 *Vorhandensein eines aortokoronaren Bypasses*

oder

Z95.5 *Vorhandensein eines Implantates oder Transplantates nach koronarer Gefäßplastik*

zu kodieren.

Die Kodes

I25.15 *Atherosklerotische Herzkrankheit mit stenosierten Bypass-Gefäßen*

I25.16 *Atherosklerotische Herzkrankheit mit stenosierten Stents*

sind **nur** zu verwenden, wenn der Bypass/Stent selbst betroffen ist. In diesem Fall ist

Z95.1 *Vorhandensein eines aortokoronaren Bypasses* oder

Z95.5 *Vorhandensein eines Implantates oder Transplantates nach koronarer Gefäßplastik*

als Zusatzdiagnose nicht anzugeben.

Beispiel 1

Ein Patient wurde mit einer instabilen Angina aufgenommen, die sich drei Jahre nach einer Bypassoperation entwickelt hat. Die Herzkatheteruntersuchung zeigte eine koronare Herzerkrankung im Bereich des Venenbypasses.

Hauptdiagnose:	I20.0	*Instabile Angina pectoris*
Nebendiagnose(n):	I25.15	*Atherosklerotische Herzkrankheit mit stenosierten Bypass-Gefäßen*

Voraussetzung für die Zuweisung der Kodes

Z95.1 *Vorhandensein eines aortokoronaren Bypasses* oder

Z95.5 *Vorhandensein eines Implantates oder Transplantates nach koronarer Gefäßplastik*

ist außer dem Vorliegen anamnestischer Informationen über das Vorhandensein eines Koronararterienbypasses oder eine frühere Koronarangioplastie, dass diese Angaben für die aktuelle Krankenhausbehandlung **von Bedeutung** sind (siehe DKR D003 *Nebendiagnosen* (Seite 9)).

0902a Akutes Lungenödem

Wenn ein „akutes Lungenödem" diagnostiziert wird, ist nach der zugrunde liegenden Ursache zu kodieren. Zum Beispiel ist ein akutes kardiales Lungenödem mit

I50.14 *Linksherzinsuffizienz mit Beschwerden in Ruhe*

zu verschlüsseln.

S.a. die Hinweise und Exklusiva zu

J81 *Akutes Lungenödem*

in der ICD-10-GM.

0903n Herzstillstand

Herzstillstand oder Herz- und Atemstillstand (I46.– *Herzstillstand*) sind **nur** zu kodieren, wenn Wiederbelebungsmaßnahmen in unmittelbarem zeitlichen Zusammenhang mit der Aufnahme (z.B. präklinisch durch den Notarzt) oder während des stationären Aufenthaltes ergriffen werden, unabhängig vom Ergebnis für den Patienten.

Der Herzstillstand (I46.– *Herzstillstand*) ist **nicht** als Hauptdiagnose anzugeben, wenn die zugrunde liegende Ursache bekannt ist.

Bei Reanimation durch das Krankenhaus im Rahmen eines Herzstillstandes ist außerdem

8-771 *Kardiale oder kardiopulmonale Reanimation*

zuzuweisen.

0904d Hypertensive Herzkrankheit (I11.–)

Steht eine Herzkrankheit in **kausalem Zusammenhang** zur Hypertonie, so ist ein Kode für die Herzkrankheit (z.B. aus I50.– *Herzinsuffizienz* oder I51.– *Komplikationen einer Herzkrankheit und ungenau beschriebene Herzkrankheit*) gefolgt von I11.– *Hypertensive Herzkrankheit* anzugeben. Wenn für die Herzerkrankung kein anderer Kode der ICD-10-GM außer I11.– *Hypertensive Herzkrankheit* zur Verfügung steht, wird dieser allein kodiert.

Liegen Herzerkrankungen und Hypertonie aber *ohne* kausale Beziehung vor, werden Hypertonie und Herzkrankheit einzeln kodiert.

0905d Hypertensive Nierenerkrankung (I12.–)

Steht eine Nierenerkrankung in **kausalem Zusammenhang** zur Hypertonie, so ist ein Kode für die Nierenerkrankung (z.B. aus N18.– *Chronische Nierenkrankheit*) gefolgt von I12.– *Hypertensive Nierenkranheit* anzugeben. Wenn für die Nierenerkrankung kein anderer Kode der ICD-10-GM außer I12.– *Hypertensive Nierenkrankheit* zur Verfügung steht, wird dieser allein kodiert.

Liegen Nierenerkrankungen und Hypertonie aber *ohne* kausale Beziehung vor, werden Hypertonie und Nierenkrankheit einzeln kodiert.

0906d Hypertensive Herz- und Nierenkrankheit (I13.–)

In Fällen, bei denen sowohl eine hypertensive Herzkrankheit (I11.–) als auch eine hypertensive Nierenkrankheit (I12.–) vorliegt, ist ein Kode für die Herzkrankheit (z.B. aus I50.– *Herzinsuffizienz*) und für die Nierenkrankheit (z.B. aus N18.– *Chronische Nierenkrankheit*) gefolgt von

I13.– *Hypertensive Herz- und Nierenkrankheit*

zuzuordnen. Wenn für die Herz- und Nierenerkrankung kein anderer Kode der ICD-10-GM außer I13.– *Hypertensive Herz- und Nierenkrankheit* zur Verfügung steht, wird dieser allein kodiert.

Die Hauptdiagnose ist entsprechend DKR D002 *Hauptdiagnose* (Seite 4) festzulegen.

0908l Zusätzliche Prozeduren im Zusammenhang mit Herzoperationen

Herz-Lungen-Maschine (HLM)

Bei Operationen, bei denen die Herz-Lungen-Maschine **grundsätzlich** zum Einsatz kommt, ist ihre Anwendung im Operationskode enthalten. Dies ist durch entsprechende Hinweise im OPS gekennzeichnet.

Eine Ausnahme davon stellen Operationen dar, bei denen der Einsatz der Herz-Lungen-Maschine in tiefer oder profunder Hypothermie erfolgt. In diesen Fällen ist ein Kode aus

8-851.4 *Operativer äußerer Kreislauf (bei Anwendung der Herz-Lungen-Maschine): Mit tiefer Hypothermie (20 bis unter 26 °C)*

oder

8-851.5 *Operativer äußerer Kreislauf (bei Anwendung der Herz-Lungen-Maschine): Mit profunder Hypothermie (unter 20 °C)*

zusätzlich anzugeben.

Eine intraaortale Ballonokklusion ist entsprechend des jeweiligen Grades der Hypothermie (auch bei Normothermie) mit einem Kode aus

8-851 *Operativer äußerer Kreislauf (bei Anwendung der Herz-Lungen-Maschine) [...]*

6. Stelle „1“ *Mit intraaortaler Ballonokklusion*

zu verschlüsseln.

Wenn die Anwendung der Herz-Lungen-Maschine **nicht** im Operationskode enthalten ist (z.B. 5-362 *Anlegen eines aortokoronaren Bypass durch minimalinvasive Technik*), ist sie mit der passenden Schlüsselnummer aus

8-851 *Operativer äußerer Kreislauf (bei Anwendung der Herz-Lungen-Maschine)*

zu kodieren.

Temporärer Herzschrittmacher, temporäre Elektroden

Da die Implantation der Sonden zur temporären Herzfrequenzstimulation ein Routinebestandteil einer Bypassoperation ist, ist sie nicht gesondert zu kodieren.

0909d Revisionen oder Reoperationen an Herz und Perikard

Die Reoperation ist ein erneuter Eingriff nach vorausgegangener Herzoperation mit Eröffnung des Perikards oder offener Operation an Herzklappen.

Grundsätzlich ist bei jeder Reoperation am Herzen zusätzlich zu den spezifischen Operationskodes der Kode

5-379.5 *Andere Operationen an Herz und Perikard: Reoperation*

anzugeben.

Wird ein vorhandener Bypass revidiert oder neu angelegt, sind zusätzlich die Kodes

5-363.1 *Koronararterienbypass-Revision*

oder

5-363.2 *Koronararterienbypass-Neuanlage*

zuzuweisen.

Beispiel 1

Ein Patient wird zum Wechsel der Aortenklappe aufgenommen. 8 Jahre zuvor wurde die Aortenklappe durch eine Bioprothese ersetzt und gleichzeitig ein Koronararterienbypass gelegt.

Prozedur(en)	5-352.00	*Wechsel eines Xenotransplantats der Aortenklappe durch Kunstprothese*
	5-379.5	*Andere Operationen an Herz und Perikard: Reoperation*

0911d Schrittmacher/Defibrillatoren

Anmerkung: Diese Richtlinie enthält Erläuterungen zur Kodierung von Diagnosen und Prozeduren im Zusammenhang mit Schrittmachern. Diese gelten sinngemäß auch für die Kodierung von Implantation, Wechsel und Entfernung eines Defibrillators.

Permanente Schrittmacher

Wenn eine **temporäre Sonde entfernt wird und ein permanenter Schrittmacher implantiert wird,** ist der permanente Schrittmacher als Erstimplantation zu kodieren, nicht als Ersatz.

Die **Überprüfung** eines Schrittmachers wird routinemäßig während des stationären Aufenthaltes zur Schrittmacherimplantation durchgeführt; daher ist ein gesonderter Prozedurenkode hierfür nicht anzugeben.

Für die Überprüfung zu einem anderen Zeitpunkt (also nicht im Zusammenhang mit einer Implantation beim gleichen Aufenthalt) ist der Kode

1-266.0 *Elektrophysiologische Untersuchung des Herzens, nicht kathetergestützt, bei implantiertem Schrittmacher*

zuzuweisen.

Bei **Aufnahme zum Aggregatwechsel** eines Herzschrittmachers/Defibrillators ist ein Kode aus

Z45.0- *Anpassung und Handhabung eines kardialen (elektronischen) Geräts*

als Hauptdiagnose zuzuweisen, zusammen mit den passenden Verfahrenkodes.

Komplikationen des Schrittmachersystems/Defibrillators sind mit einem der folgenden Kodes zu verschlüsseln:

T82.1 *Mechanische Komplikation durch ein kardiales elektronisches Gerät* (Dieser Kode beinhaltet die Funktionsstörung des Schrittmachers und der Sonden, eines Sondenstückes oder das Ablösen der Sonde.)

T82.7 *Infektion und entzündliche Reaktion durch sonstige Geräte, Implantate oder Transplantate im Herzen und in den Gefäßen*

T82.8 *Sonstige näher bezeichnete Komplikationen durch Prothesen, Implantate oder Transplantate im Herzen und in den Gefäßen*

Einem **Patienten mit Schrittmacher/Defibrillator** ist der Kode

Z95.0 *Vorhandensein eines kardialen elektronischen Geräts*

zuzuweisen.

0912f Aufnahme zum Verschluss einer AV-Fistel oder zum Entfernen eines AV-Shunts

Bei der Krankenhausaufnahme zum Verschluss einer AV-Fistel oder zum Entfernen eines AV- Shunts ist als Hauptdiagnosekode

Z48.8 *Sonstige näher bezeichnete Nachbehandlung nach chirurgischem Eingriff*

zuzuweisen, zusammen mit dem folgenden Prozedurenkode

5-394.6 *Verschluss eines arteriovenösen Shuntes.*

10 KRANKHEITEN DES ATMUNGSSYSTEMS

1001s Maschinelle Beatmung

Definition (im Sinne der Deutschen Kodierrichtlinien)

Maschinelle Beatmung („künstliche Beatmung") ist ein Vorgang, bei dem Gase mittels einer mechanischen Vorrichtung in die Lunge bewegt werden.

Beatmung kann invasiv über eine Trachealkanüle oder einen Tubus erfolgen. Beatmung kann auch nichtinvasiv über ein Maskensystem erfolgen.

Für die Berechnung von Beatmungsstunden bei Patienten, die das 6. Lebensjahr vollendet haben, sind nur Verfahren heranzuziehen, bei denen bei positiver Druckbeatmung eine Druckdifferenz zwischen Inspiration und Exspiration von mindestens 6 mbar besteht.

Kodierung

Beatmungsstunden sind nur bei „intensivmedizinisch versorgten" Patienten zu kodieren, das heißt bei Patienten, bei denen die für das Leben notwendigen sogenannten vitalen oder elementaren Funktionen von Kreislauf, Atmung, Homöostase oder Stoffwechsel lebensgefährlich bedroht oder gestört sind und die mit dem Ziel behandelt, überwacht und gepflegt werden, diese Funktionen zu erhalten, wiederherzustellen oder zu ersetzen, um Zeit für die Behandlung des Grundleidens zu gewinnen. Das Grundleiden, das die intensivmedizinische Behandlung bedingt hat, muss in diesem Zusammenhang nicht mit der Hauptdiagnose identisch sein.

Diese intensivmedizinische Versorgung umfasst mindestens ein Monitoring von Atmung und Kreislauf und eine akute Behandlungsbereitschaft (ärztliche und pflegerische Interventionen zur Stabilisierung der Vitalfunktionen unmittelbar möglich).

Wenn eine maschinelle Beatmung die obige Definition und die o.g. Anforderungen erfüllt, ist

1) zunächst die **Dauer** der künstlichen Beatmung zu erfassen. Hierfür steht ein separates Datenfeld im Datensatz nach § 301 SGB V (Sozialgesetzbuch Fünftes Buch) sowie § 21 KHEntgG (Krankenhausentgeltgesetz) zur Verfügung.

2) Dann ist **zusätzlich:**

 2a) einer der folgenden Kodes

 8-701 *Einfache endotracheale Intubation*

 8-704 *Intubation mit Doppellumentubus*

 8-706 *Anlegen einer Maske zur maschinellen Beatmung*

 und/oder

 2b) der zutreffende Kode aus

 5-311 *Temporäre Tracheostomie* oder

 5-312 *Permanente Tracheostomie*

 anzugeben, wenn zur Durchführung der künstlichen Beatmung ein **Tracheostoma** angelegt wurde.

3) Bei **Neugeborenen und Säuglingen** ist **zusätzlich** ein Kode aus

 8-711 *Maschinelle Beatmung und Atemunterstützung bei Neugeborenen und Säuglingen*

 anzugeben.

Bei **Kindern und Jugendlichen** ist **zusätzlich** ein Kode aus

8-712 *Maschinelle Beatmung und Atemunterstützung bei Kindern und Jugendlichen*

anzugeben.

4) Bei **heimbeatmeten Patienten, die über ein Tracheostoma beatmet werden**, sind die Beatmungszeiten zu erfassen, wenn es sich im Einzelfall um einen „intensivmedizinisch versorgten Patienten“ handelt (Definition: s.o.).

5) Für die Beatmungsentwöhnung und die Einstellung einer häuslichen Beatmung sind die passenden Kodes aus

8-718 *Beatmungsentwöhnung [Weaning] bei maschineller Beatmung*

und

8-716 *Einstellung einer häuslichen maschinellen Beatmung*

anzugeben.

6) Bei allen Patienten, die länger als 95 Stunden beatmet werden und die beatmet verlegt oder die beatmet entlassen werden, ist ein passender Schlüssel für den Entlassungs-/Verlegungsgrund nach § 301 SGB V, der den Beatmungsstatus des Patienten wiedergibt, anzugeben.

Berechnung der Dauer der Beatmung

Eine maschinelle Beatmung (siehe Definition, Abs. 1), die zur Durchführung einer Operation oder während einer Operation begonnen wird und die **nicht länger als 24 Stunden** dauert, **zählt nicht** zur Gesamtbeatmungszeit. Die maschinelle Beatmung während einer Operation im Rahmen der Anästhesie wird als integraler Bestandteil des chirurgischen Eingriffs angesehen.

Wenn die maschinelle Beatmung jedoch zur Durchführung einer Operation oder während einer Operation begonnen wird und **länger als 24 Stunden** dauert, dann **zählt** sie zur Gesamtbeatmungszeit. Die Berechnung der Dauer beginnt in diesem Fall mit der Intubation; die Intubation ist in diesem Fall zu kodieren, obwohl sie zur Operation durchgeführt wurde.

Eine Beatmung, die nicht zum Zweck einer Operation begonnen wurde, z.B. in der Intensivbehandlung nach einer Kopfverletzung oder einer Verbrennung, zählt unabhängig von der Dauer immer zur Gesamtbeatmungszeit. Werden bereits beatmete Patienten operiert, so zählt die Operationszeit zur Gesamtbeatmungszeit.

Die Beatmungsdauer berechnet sich wie folgt:

- Liegen die Beatmungsstunden (gemäß der Definition in DKR 1001) pro Kalendertag unter 8 Stunden, werden nur die erbrachten Beatmungsstunden (gemäß DKR 1001) entsprechend berechnet.
- Liegen die Beatmungsstunden (gemäß der Definition in DKR 1001) pro Kalendertag bei 8 Stunden oder mehr, werden 24 Beatmungsstunden für den Kalendertag berechnet.

Am Tag der Aufnahme und der Entlassung oder der Verlegung sind nur die erbrachten Beatmungsstunden zu berücksichtigen.

Solange ein Patient für mindestens 8 Stunden pro Kalendertag ein Verfahren erhält, bei dem bei positiver Druckbeatmung eine Druckdifferenz zwischen Inspiration und Exspiration von mindestens 6 mbar besteht (gilt nur für Patienten ab dem vollendeten 6. Lebensjahr), sind auch beatmungsfreie Intervalle an diesen Tagen mitzuzählen, unabhängig davon, ob sich der Patient bereits in der Entwöhnung von der Beatmung befindet oder nicht und unabhängig davon, ob der Patient während der beatmungsfreien Intervalle eine Sauerstoffinsufflation oder Sauerstoffinhalation erhält.

Während eines Krankenhausaufenthaltes ist zunächst die Gesamtbeatmungszeit gemäß obigen Regeln zu ermitteln, die Summe ist zur nächsten ganzen Stunde aufzurunden. (s.a. DKR

P005 *Multiple Prozeduren/Prozeduren, unterschieden auf der Basis von Größe, Zeit oder Anzahl/Bilaterale Prozeduren* (Seite 48)).

Beispiel 1

Ein 40-jähriger Patient wird seit dem 05.07. ab 21:00 Uhr intubiert über die Notaufnahme aufgenommen und in Folge fortlaufend invasiv mit einer Druckdifferenz > 6 mbar beatmet.

Am 08.07. um 07:00 Uhr wird der Patient extubiert und weiter nichtinvasiv mit einer Druckdifferenz > 6 mbar intermittierend beatmet.

Am 10.07. wird der Patient letztmalig insgesamt 7 Stunden (Druckdifferenz > 6 mbar) beatmet.

Die Berechnung der Gesamtbeatmungsdauer ergibt sich wie folgt:

Datum	Beatmung	Beatmung von – bis	Beatmung h/Tag ohne beatmungsfreie Intervalle	Anzurechnende Beatmungsdauer
05.07.	fortlaufend invasiv	21:00 Uhr – 24:00 Uhr	3	3
06.07.	fortlaufend invasiv	00:00 Uhr – 24:00 Uhr	24	24
07.07.	fortlaufend invasiv	00:00 Uhr – 24:00 Uhr	24	24
08.07.	Wechsel auf NIV (um 07:00 Uhr) intermittierend	00:00 Uhr – 07:00 Uhr (invasiv) 07:00 Uhr – 24:00 Uhr (NIV) davon insgesamt 12 h Beatmung mit Druckdifferenz (> 6 mbar)	7 + 12	24
09.07.	NIV intermittierend	00:00 Uhr – 24:00 Uhr davon 10 h Beatmung	10	24
10.07.	NIV intermittierend	00:00 Uhr – 24:00 Uhr davon 7 h Beatmung	7	7
			Gesamtbeatmungsdauer:	106 Stunden

Beginn

Die Berechnung der Dauer der Beatmung beginnt mit **einem der folgenden Ereignisse**:

- **Endotracheale Intubation**

  Für Patienten, die zur künstlichen Beatmung intubiert werden, beginnt die Berechnung der Dauer mit dem Anschluss an die Beatmungsgeräte.

  Gelegentlich muss die endotracheale Kanüle wegen mechanischer Probleme ausgetauscht werden. Zeitdauer der Entfernung und des unmittelbaren Ersatzes der endotrachealen Kanüle sind in diesem Fall als Teil der Beatmungsdauer anzusehen; die Berechnung der Dauer wird fortgesetzt.

Für Patienten, bei denen eine künstliche Beatmung durch endotracheale Intubation begonnen und bei denen später eine Tracheotomie durchgeführt wird, beginnt die Berechnung der Dauer mit der Intubation. Die Zeitdauer der Beatmung über das Tracheostoma wird hinzugerechnet.

- **Maskenbeatmung**

  Die Berechnung der Dauer der künstlichen Beatmung beginnt zu dem Zeitpunkt, an dem die maschinelle Beatmung einsetzt.

- **Tracheotomie**

  (mit anschließendem Beginn der künstlichen Beatmung). Die Berechnung der Dauer der künstlichen Beatmung beginnt zu dem Zeitpunkt, an dem die maschinelle Beatmung einsetzt.

- **Aufnahme eines beatmeten Patienten**

  Für jene Patienten, die maschinell beatmet aufgenommen werden, beginnt die Berechnung der Dauer mit dem Zeitpunkt der Aufnahme (s.a. „Verlegte Patienten", unten).

Verlegte Patienten

Beatmete und/oder intubierte Patienten

Wenn ein **beatmeter** Patient verlegt wird, finden die folgenden Grundregeln Anwendung:

Das verlegende Krankenhaus erfasst die Dauer der dort durchgeführten Beatmung und gibt die zutreffenden Kodes an:

- für den Zugang bei maschineller Beatmung (8-70),
- für die Tracheostomie (5-311; 5-312),
- für maschinelle Beatmung und Atemunterstützung bei Neugeborenen und Säuglingen (8-711),
- für maschinelle Beatmung und Atemunterstützung bei Kindern und Jugendlichen (8-712),
- für Beatmungsentwöhnung (Weaning) (8-718)

wenn diese Maßnahmen von der verlegenden Einrichtung durchgeführt worden sind.

Das aufnehmende Krankenhaus erfasst die Dauer der dort durchgeführten Beatmung, bei Neugeborenen und Säuglingen wird zusätzlich ein Kode aus 8-711 bzw. bei Kindern und Jugendlichen zusätzlich ein Kode aus 8-712 zugewiesen. Ein Kode für die Einleitung der Beatmung wird nicht angegeben, da diese Maßnahmen vom verlegenden Krankenhaus durchgeführt wurden.

Wenn ein **nicht beatmeter** intubierter oder tracheotomierter Patient verlegt wird, kodiert das verlegende Krankenhaus den Zugang bei maschineller Beatmung (8-70) sowie ggf. die Tracheostomie (5-311; 5-312). Das aufnehmende Krankenhaus kodiert diese bereits geleisteten Prozeduren nicht noch einmal.

Intubation ohne maschinelle Beatmung

Eine Intubation kann auch durchgeführt werden, wenn keine künstliche Beatmung erforderlich ist, z.B. wenn es notwendig ist, den Luftweg offen zu halten.

Eine Intubation ist in diesen Fällen mit einem Kode aus

8-700 *Offenhalten der oberen Atemwege*
8-701 *Einfache endotracheale Intubation*

zu verschlüsseln.

Atemunterstützung: Kontinuierlicher positiver Atemwegsdruck (CPAP), High flow nasal cannula (HFNC) und Humidified high flow nasal cannula (HHFNC)

Kodes aus

8-711.0 *Atemunterstützung mit kontinuierlichem positivem Atemwegsdruck [CPAP]* oder

8-711.4 *Atemunterstützung durch Anwendung von High-Flow-Nasenkanülen [HFNC-System]*

sind nur bei **Neugeborenen und Säuglingen** zu kodieren, unabhängig von der Behandlungsdauer (also auch unter 24 Stunden; bei OPS-Kode 8-711.00 mindestens aber 30 Minuten).

Die Dauer der Atemunterstützung mit kontinuierlichem positivem Atemwegsdruck (CPAP) ist bei Neugeborenen, Säuglingen und Kindern bis zum vollendeten 6. Lebensjahr für die Ermittlung der Beatmungsdauer zu berücksichtigen, sofern diese intensivmedizinisch versorgt sind.

Die Dauer der Atemunterstützung mit High flow nasal cannula (HFNC) und Humidified high flow nasal cannula (HHFNC) ist bei Neugeborenen und Säuglingen für die Ermittlung der Beatmungsdauer zu berücksichtigen, sofern diese intensivmedizinisch versorgt sind.

Wenn diese Atemunterstützung (HFNC/HHFNC bis zum vollendeten 1. Lebensjahr/CPAP bis zum vollendeten 6. Lebensjahr) weniger als 8 Stunden pro Kalendertag beträgt und eine intensivmedizinische Versorgung stattfand, sind nur die erbrachten Atemunterstützungsstunden als Beatmungsstunden zu berechnen.

Wenn diese Atemunterstützung (HFNC/HHFNC bis zum vollendeten 1. Lebensjahr/CPAP bis zum vollendeten 6. Lebensjahr) 8 oder mehr Stunden pro Kalendertag beträgt und eine intensivmedizinische Versorgung stattfand, sind 24 Beatmungsstunden zu berechnen. Dies gilt unabhängig davon, ob der Patient während der Intervalle ohne Atemunterstützung eine Sauerstoffinsufflation oder Sauerstoffinhalation erhält.

Am Tag der Aufnahme, der Entlassung oder der Verlegung sind nur die erbrachten Beatmungsstunden zu berücksichtigen.

Beispiel 2

Ein drei Monate alter intensivmedizinisch versorgter Säugling erhält seit dem 06.07. (Aufnahmetag) ab 12:00 Uhr Atemunterstützung mit HFNC.

Seit dem 10.07. wird die Atemunterstützung mit HFNC schrittweise reduziert

am 11.07. erfolgt HFNC für insgesamt 6 Stunden

am 12.07. erfolgt HFNC für insgesamt 4 Stunden.

Die Berechnung der Gesamtbeatmungsdauer ergibt sich wie folgt:

Datum	Atemunter stützung	Atemunterstützung von – bis	Beatmung h/Tag ohne beatmungsfreie Intervalle	Anzurechnende Beatmungsdauer
06.07.	HFNC	12:00 Uhr – 24:00 Uhr	12	12
07.07.	HFNC	00:00 Uhr – 24:00 Uhr	24	24
08.07.	HFNC	00:00 Uhr – 24:00 Uhr	24	24
09.07.	HFNC	00:00 Uhr – 24:00 Uhr	24	24
10.07.	HFNC	Insgesamt 10 h HFNC	10	24
11.07.	HFNC	Insgesamt 6 h HFNC	6	6
12.07.	HFNC	Insgesamt 4 h HFNC	4	4
			Gesamtbeatmungsdauer:	118 Stunden

Wenn **bei Erwachsenen, Kindern und Jugendlichen** eine Störung wie Schlafapnoe mit CPAP behandelt wird, sind Kodes aus 8-711.0 und 8-712.0 *Atemunterstützung mit kontinuierlichem positivem Atemwegsdruck [CPAP]* sowie die Beatmungsdauer **nicht** zu verschlüsseln. Die Ersteinstellung einer CPAP-Therapie bzw. die Kontrolle oder Optimierung einer früher eingeleiteten CPAP-Therapie werden mit einem Kode aus 8-717 *Einstellung einer nasalen oder oronasalen Überdrucktherapie bei schlafbezogenen Atemstörungen* verschlüsselt.

11 KRANKHEITEN DES VERDAUUNGSSYSTEMS

1101a Appendizitis

Zur Zuweisung einer Schlüsselnummer aus den Kategorien

K35.– *Akute Appendizitis*

K36 *Sonstige Appendizitis*

K37 *Nicht näher bezeichnete Appendizitis*

ist die **klinische** Diagnose Appendizitis ausreichend. Es ist nicht zwingend erforderlich, dass ein histopathologischer Befund diese Diagnose sichert.

1102a Adhäsionen

Die Lösung von abdominalen Adhäsionen kann eine aufwändige „Hauptprozedur" oder eine im Rahmen einer anderen Prozedur mitdurchgeführte Begleitprozedur („Nebenprozedur") sein. Auch wenn Adhäsionen im Verlauf einer anderen Bauchoperation gelöst werden, kann der Vorgang im Einzelfall relevanten Aufwand verursachen. Dann sind ein Diagnosekode (z.B. K66.0 *Peritoneale Adhäsionen*) für die Adhäsion und ein Prozedurenkode aus

5-469.1 *Bridenlösung* oder

5-469.2 *Adhäsiolyse*

für die Lösung der Adhäsionen anzugeben.

1103a Magenulkus mit Gastritis

Bei Patienten mit Magenulkus ist ein Kode aus

K25.– *Ulcus ventriculi*

anzugeben, gefolgt von einem Kode aus

K29.– *Gastritis und Duodenitis*,

wenn beide Erkrankungen vorliegen.

1105d Gastrointestinale Blutung

Wenn ein Patient zur Abklärung einer oberen gastrointestinalen (GI) Blutung aufgenommen wird und bei der Endoskopie ein Ulkus, Erosionen oder Varizen gefunden werden, wird die gefundene Erkrankung „mit einer Blutung" kodiert; ein akutes Ulcus ventriculi mit Blutung ist zum Beispiel mit

K25.0 *Ulcus ventriculi, akut, mit Blutung*

zu kodieren.

Im Falle einer Refluxösophagitis mit Blutung ist

K21.0 *Gastroösophageale Refluxkrankheit mit Ösophagitis* und

K22.81 *Ösophagusblutung*

zu kodieren.

Man kann davon ausgehen, dass die Blutung der Läsion, die im Endoskopiebericht angegeben wird, zugeordnet werden kann, auch wenn die Blutung weder während der Untersuchung noch während des Krankenhausaufenthaltes auftritt.

Nicht alle Kategorien, die zur Verschlüsselung von gastrointestinalen Läsionen zur Verfügung stehen, stellen einen Kode mit der Modifikation „mit einer Blutung" zur Verfügung. In solchen Fällen wird für die Blutung ein zusätzlicher Kode aus

K92.– *Sonstige Krankheiten des Verdauungssystems*

angegeben.

Wenn bei einer „peranalen Blutung" die aktuelle Blutungsquelle **nicht** bestimmt werden kann oder keine entsprechende Untersuchung durchgeführt wurde, ist

K92.2 *Gastrointestinale Blutung, nicht näher bezeichnet*

zu kodieren. Der Kode

K62.5 *Hämorrhagie des Anus und des Rektums*

ist in diesem Fall **nicht** zuzuweisen.

Wird ein Patient hingegen wegen Meläna (Teerstuhl) oder okkultem Blut im Stuhl untersucht, ist nicht ohne weiteres davon auszugehen, dass eine endoskopisch gefundene Läsion auch die Ursache der Meläna oder des okkulten Blutes im Stuhl ist. Wenn keine kausale Verbindung zwischen Symptom und dem Ergebnis der Untersuchung besteht, ist zunächst das Symptom und danach das Untersuchungsergebnis anzugeben.

Patienten mit der Anamnese einer vor kurzem stattgefundenen gastrointestinalen Blutung werden manchmal zur Endoskopie aufgenommen, um die Blutungsquelle festzustellen, zeigen aber während der Untersuchung keine Blutung. Wird aufgrund der Vorgeschichte oder anderer Anhaltspunkte eine *klinische* Diagnose gestellt, schließt die Tatsache, dass während des Krankenhausaufenthaltes keine Blutung auftritt, nicht von vornherein die Eingabe eines Kodes mit der Modifikation „mit einer Blutung" aus, auch nicht die Zuweisung eines Kodes der Kategorie K92.– (*Sonstige Krankheiten des Verdauungssystems*) in den Fällen, in denen der Grund für die vorher stattgefundene Blutung nicht bestimmt werden konnte.

1107a Dehydratation bei Gastroenteritis

Bei stationärer Aufnahme zur Behandlung einer Gastroenteritis mit Dehydratation wird die Gastroenteritis als Hauptdiagnose und „Dehydratation" (E86 *Volumenmangel*) als Nebendiagnose angegeben.

12 KRANKHEITEN DER HAUT UND DER UNTERHAUT

1205m Plastische Chirurgie

Der Einsatz plastischer Chirurgie kann aus kosmetischen oder medizinischen Gründen erfolgen. Bei Operationen aus medizinischen Gründen ist der Krankheitszustand bzw. Risikofaktor, der Grund für den Eingriff war, als Hauptdiagnose zu kodieren.

Ist der Grund für den Eingriff rein kosmetisch, dann ist ein „Z-Kode" die Hauptdiagnose.

Revision einer Narbe

Wird eine Narbe revidiert, ist

L90.5 *Narben und Fibrosen der Haut*

anzugeben, wenn die Narbe wegen Problemen (z.B. Schmerz) nachbehandelt wird.

Wenn die Nachbehandlung der Narbe(n) dagegen aus kosmetischen Gründen erfolgt, ist

Z42.– *Nachbehandlung unter Anwendung plastischer Chirurgie*

zu kodieren.

Entfernung von Brustimplantaten

Brustimplantate werden aus medizinischen oder kosmetischen Gründen entfernt.

Bei medizinischen Gründen zur Entfernung von Brustimplantaten wird einer der folgenden Kodes

T85.4 *Mechanische Komplikation durch Mammaprothese oder -implantat*

T85.73 *Infektion und entzündliche Reaktion durch Mammaprothese oder -implantat*

T85.82 *Kapselfibrose der Mamma durch Mammaprothese oder -implantat*

T85.83 *Sonstige Komplikationen durch Mammaprothese oder -implantat*

zugewiesen.

Bei kosmetischen Gründen für die Implantatentfernung ist

Z42.1 *Nachbehandlung unter Anwendung plastischer Chirurgie der Mamma [Brustdrüse]*

zu kodieren.

Subkutane prophylaktische Brustamputation

Diese Operation wird z.B. bei Diagnosen wie Brustkrebs in der Familienanamnese, chronischem Schmerz, chronischer Infektion, lobulärem Mammakarzinom in der Brust der Gegenseite, Carcinoma in situ der Mamma oder fibrozystischer Mastopathie durchgeführt. **Diese Zustände sind als Hauptdiagnose zu kodieren**.

13 KRANKHEITEN DES MUSKEL-SKELETT-SYSTEMS UND DES BINDEGEWEBES

Kapitel 13 derzeit nicht besetzt.

14 KRANKHEITEN DES UROGENITALSYSTEMS

1401e Dialyse

Diagnosen

Die Hauptdiagnose bei Patienten, die speziell zur Dialyse aufgenommen werden, hängt von der Dauer des Krankenhausaufenthaltes ab.

a) Ein **Tagesfall** (Aufnahme und Entlassung am selben Tag oder nach Nachtdialyse am darauf folgenden Tag) hat die Hauptdiagnose

   Z49.1 *Extrakorporale Dialyse.*

   Als Nebendiagnose ist außerdem die zugrunde liegende Krankheit zu kodieren.

b) Bei einem **mehrtägigen Aufenthalt** (Entlassung am Tag, der dem Aufnahmetag folgt oder später) ist als Hauptdiagnose die Krankheit zu kodieren, die die Aufnahme ins Krankenhaus erforderte. Z49.1 *Extrakorporale Dialyse* und Z99.2 *Langzeitige Abhängigkeit von Dialyse bei Niereninsuffizienz* sind nicht zuzuweisen.

Prozeduren

Die Kodes für **kontinuierlich durchgeführte** Hämofiltrationen (8-853.1, .7, .8), Hämodialysen (8-854.6, .7), Hämodiafiltrationen (8-855.1, .7, .8) und Peritonealdialysen (8-857.1, .2) verschlüsseln an 6. Stelle die Dauer der Maßnahme.

Die Dauer ist vom Beginn bis zum Ende einer Behandlung zu ermitteln. Bei mehreren Anwendungen eines kontinuierlichen Verfahrens während eines stationären Aufenthaltes ist jede Anwendung mit einem Kode zu verschlüsseln (keine Addition der Behandlungszeiten). Ein Filterwechsel oder eine vergleichbare technisch bedingte Unterbrechung sowie eine Unterbrechung bis 24 Stunden eines kontinuierlichen Verfahrens begründet jedoch keine erneute Verschlüsselung.

1403d Anogenitale Warzen

Aufnahmen zur Behandlung von **anogenitalen Warzen** werden mit einer Hauptdiagnose aus der unten angeführten Liste kodiert:

Perianal	K62.8	*Sonstige näher bezeichnete Krankheiten des Anus und des Rektums*
Cervix uteri betreffend	N88.8	*Sonstige näher bezeichnete nichtentzündliche Krankheiten der Cervix uteri*
Vaginal	N89.8	*Sonstige näher bezeichnete nichtentzündliche Krankheiten der Vagina*
Vulva betreffend	N90.8	*Sonstige näher bezeichnete nichtentzündliche Krankheiten der Vulva und des Perineums*
Penis betreffend	N48.8	*Sonstige näher bezeichnete Krankheiten des Penis*

Der Kode

A63.0 *Anogenitale (venerische) Warzen*

ist als Nebendiagnose anzugeben.

15 SCHWANGERSCHAFT, GEBURT UND WOCHENBETT

1501s Definition von Lebend-, Totgeburt und Fehlgeburt

Lebendgeborenes

Ein Lebendgeborenes ist eine aus der Empfängnis stammende Frucht, die unabhängig vom Schwangerschaftsalter vollständig aus dem Mutterleib ausgestoßen oder extrahiert ist, nach Verlassen des Mutterleibes atmet oder irgendein anderes Lebenszeichen erkennen lässt, wie Herzschlag, Pulsation der Nabelschnur oder deutliche Bewegung der willkürlichen Muskulatur, gleichgültig, ob die Nabelschnur durchtrennt oder die Plazenta ausgestoßen wurde oder nicht. Jedes unter diesen Voraussetzungen neugeborene Kind ist als lebendgeboren zu betrachten.

(1) Eine Lebendgeburt liegt vor, wenn bei einem Kind nach der Scheidung vom Mutterleib entweder das Herz geschlagen oder die Nabelschnur pulsiert oder die natürliche Lungenatmung eingesetzt hat.[3]

Fetaltod [totgeborener Fetus]

Fetaltod ist der Tod einer aus der Empfängnis stammenden Frucht vor der vollständigen Ausstoßung oder Extraktion aus dem Mutterleib, unabhängig von der Dauer der Schwangerschaft; der Tod wird dadurch angezeigt, dass der Fetus nach dem Verlassen des Mutterleibs weder atmet noch andere Lebenszeichen erkennen lässt, wie zum Beispiel Herzschlag, Pulsation der Nabelschnur oder deutliche Bewegungen der willkürlichen Muskulatur.

(2) Hat sich keines der in Absatz 1 genannten Merkmale des Lebens gezeigt, gilt die Leibesfrucht als ein tot geborenes Kind im Sinne des § 21 Absatz 2 des Gesetzes, wenn

1. das Gewicht des Kindes mindestens 500 Gramm beträgt oder
2. das Gewicht des Kindes unter 500 Gramm beträgt, aber die 24. Schwangerschaftswoche erreicht wurde,

im Übrigen als Fehlgeburt. Eine Fehlgeburt wird nicht im Personenstandsregister beurkundet. Sie kann von einer Person, der bei Lebendgeburt die Personensorge zugestanden hätte, dem Standesamt, in dessen Zuständigkeitsbereich die Fehlgeburt erfolgte, angezeigt werden. In diesem Fall erteilt das Standesamt dem Anzeigenden auf Wunsch eine Bescheinigung mit einem Formular nach dem Muster der Anlage 11.[4]

(3) Eine Fehlgeburt ist abweichend von Absatz 2 Satz 2 als ein tot geborenes Kind zu beurkunden, wenn sie Teil einer Mehrlingsgeburt ist, bei der mindestens ein Kind nach Absatz 1 oder 2 zu beurkunden ist; § 21 Absatz 2 des Gesetzes gilt entsprechend.[3]

(ICD-10 Band II, Regelwerk, Kapitel 5.7.1)

[3] *Deutsche Definition nach Paragraph 31, Abs. 1 der Verordnung zur Ausführung des Personenstandsgesetzes i.d.F. der Bekanntmachung vom 28.11.2008 (BGBl.I.,S. 2263).*

[4] *Siehe Deutsche Definition nach Paragraph 31, Abs. 2 und 3 der Verordnung zur Ausführung des Personenstandsgesetzes i.d.F. der Bekanntmachung vom 29.10.2018 (BGBl.I.,S. 1768).*

1504o Komplikationen nach Abort, Extrauteringravidität und Molenschwangerschaft (O08.–)

Ein Kode aus

O08.– *Komplikationen nach Abort, Extrauteringravidität und Molenschwangerschaft*

wird **nur dann** als **Hauptdiagnose** zugewiesen, wenn eine Patientin wegen einer Spätkomplikation in Folge eines zuvor behandelten Aborts stationär aufgenommen wird.

Beispiel 1

Eine Patientin wird mit disseminierter intravasaler Gerinnung nach einem Abort in der 10. SSW aufgenommen, der vor zwei Tagen in einem anderen Krankenhaus stattfand.

Hauptdiagnose:	O08.1	*Spätblutung oder verstärkte Blutung nach Abort, Extrauteringravidität und Molenschwangerschaft*
Nebendiagnose:	D65.1	*Disseminierte intravasale Gerinnung [DIG, DIC]*

Die Schwangerschaftsdauer wird nicht als Nebendiagnose kodiert, da die Aufnahme zur Behandlung einer Komplikation nach zuvor behandeltem Abort erfolgt.

Ein Kode aus

O08.– *Komplikationen nach Abort, Extrauteringravidität und Molenschwangerschaft*

wird als **Nebendiagnose** zugeordnet, um eine mit den Diagnosen der Kategorien O00–O02 (*Extrauteringravidität, Blasenmole, sonstige abnorme Konzeptionsprodukte)* verbundene Komplikation zu verschlüsseln.

Beispiel 2

Eine Patientin wird wegen Tubarruptur bei Eileiterschwangerschaft in der 6. SSW mit Schock aufgenommen.

Hauptdiagnose:	O00.1	*Tubargravidität*
Nebendiagnose(n):	O08.3	*Schock nach Abort, Extrauteringravidität und Molenschwangerschaft*
	O09.1!	*Schwangerschaftsdauer, 5 bis 13 vollendete Wochen*

Wenn eine Patientin aufgenommen wird, weil nach Abortbehandlung bei einer vorhergehenden Behandlung Teile der Fruchtanlage zurückgeblieben sind, wird als Hauptdiagnose ein **inkompletter** Abort mit Komplikation kodiert (O03–O06 mit einer vierten Stelle .0 bis .3).

Beispiel 3

Eine Patientin wird mit Blutung bei retinierter Fruchtanlage zwei Wochen nach einem Spontanabort stationär aufgenommen. Der Abort fand in der 5. Schwangerschaftswoche statt und wurde ambulant behandelt.

Hauptdiagnose:	O03.1	*Spontanabort, inkomplett, kompliziert durch Spätblutung oder verstärkte Blutung*

Die Schwangerschaftsdauer wird nicht als Nebendiagnose kodiert, da die Aufnahme zur Behandlung einer Komplikation nach zuvor behandeltem Abort erfolgt.

Ein Kode aus

O08.– *Komplikationen nach Abort, Extrauteringravidität und Molenschwangerschaft*

wird in Verbindung mit Diagnosen der Kategorien O03–O07 **als Nebendiagnose** angegeben, wenn die Kodierung dadurch genauer wird (vergleiche Beispiel 3 und Beispiel 4).

Beispiel 4

Eine Patientin wird mit einem inkompletten Abort in der 12. Schwangerschaftswoche und Kreislaufkollaps stationär aufgenommen.

Hauptdiagnose:	O03.3	*Spontanabort, inkomplett, mit sonstigen und nicht näher bezeichneten Komplikationen*
Nebendiagnose(n):	O08.3	*Schock nach Abort, Extrauteringravidität und Molenschwangerschaft*
	O09.1!	*Schwangerschaftsdauer, 5 bis 13 vollendete Wochen*

1505m Vorzeitige Beendigung der Schwangerschaft

Erfolgt die Aufnahme zur vorzeitigen Beendigung der Schwangerschaft durch Abort (Fetalgewicht unter 500g, keine Vitalitätszeichen), z.B. aus medizinischen Gründen, oder aufgrund eines behandlungs- bzw. überwachungsbedürftigen Zustandes und es kommt im selben Aufenthalt zur vorzeitigen Beendigung der Schwangerschaft durch Abort, so ist

O04.– *Ärztlich eingeleiteter Abort*

als Hauptdiagnose zuzuordnen, zusammen mit einem Kode aus

O09.–! *Schwangerschaftsdauer*

und einem Kode, der den Grund für die Beendigung angibt, wie z.B.

O35.0 *Betreuung der Mutter bei (Verdacht auf) Fehlbildung des Zentralnervensystems beim Fetus.*

Erfolgt die Aufnahme zur vorzeitigen Beendigung der Schwangerschaft durch Entbindung, z.B. aus medizinischen Gründen, oder aufgrund eines behandlungs- bzw. überwachungsbedürftigen Zustandes und es kommt im selben Aufenthalt zur vorzeitigen Beendigung der Schwangerschaft durch Entbindung, so ist der Grund für die vorzeitige Beendigung der Schwangerschaft als Hauptdiagnose anzugeben, wie z.B.

1505

O35.0 *Betreuung der Mutter bei (Verdacht auf) Fehlbildung des Zentralnervensystems beim Fetus.*

Als Nebendiagnosen sind

O60.1 *Vorzeitige spontane Wehen mit vorzeitiger Entbindung* oder
O60.3 *Vorzeitige Entbindung ohne spontane Wehen*

O09.–! *Schwangerschaftsdauer*

sowie

Z37.0! *Lebendgeborener Einling* oder
Z37.1! *Totgeborener Einling*
(bzw. die analogen Kodes bei Mehrlingen)

zuzuweisen.

1507e Resultat der Entbindung

Für **jede** Entbindung ist von dem Krankenhaus, in dem die Geburt stattgefunden hat, der passende Kode aus

Z37.–! *Resultat der Entbindung*

bei der Mutter zu kodieren. Er darf nicht die Hauptdiagnose sein.

1508n Dauer der Schwangerschaft

Ein Kode aus

O09.–! *Schwangerschaftsdauer*

ist bei stationärer Aufnahme einer Schwangeren immer als Nebendiagnose zu kodieren (in den Basisdaten der Mutter). Maßgeblich ist die Schwangerschaftsdauer zum Zeitpunkt der Aufnahme.

Bei Aufnahme zur Behandlung von Komplikationen nach zuvor behandeltem Abort wird die Schwangerschaftsdauer **nicht** kodiert.

Beispiel 1

Spontane vaginale Geburt eines gesunden Neugeborenen in der 39. Schwangerschaftswoche, Damm intakt.

Hauptdiagnose:	O80	*Spontangeburt eines Einlings*
Nebendiagnose(n):	Z37.0!	*Lebendgeborener Einling*
	O09.6!	*Schwangerschaftsdauer 37. Woche bis 41 vollendete Wochen*
Prozedur:	9-260	*Überwachung und Leitung einer normalen Geburt*

1509a Mehrlingsgeburt

Wenn eine Mehrlingsschwangerschaft zur spontanen Geburt von z.B. Zwillingen führt, werden die Kodes

O30.0 *Zwillingsschwangerschaft*

Z37.2! *Zwillinge, beide lebendgeboren*

9-261 *Überwachung und Leitung einer Risikogeburt*

zugewiesen.

Wenn die Kinder einer Mehrlingsgeburt auf unterschiedliche Weise geboren werden, sind beide Entbindungsmethoden zu kodieren.

Beispiel 1

Vorzeitige Zwillingsgeburt in der 35. Woche, der erste Zwilling wird durch Extraktion aus Beckenendlage, der zweite durch eine „klassische Sectio" (transisthmischen Querschnitt) bei Geburtshindernis durch Querlage entbunden.

Hauptdiagnose:	O64.8	*Geburtshindernis durch sonstige Lage-, Haltungs- und Einstellungsanomalien*
Nebendiagnose(n):	O32.5	*Betreuung der Mutter bei Mehrlingsschwangerschaft mit Lage- und Einstellungsanomalie eines oder mehrerer Feten*
	O30.0	*Zwillingsschwangerschaft*
	O60.1	*Vorzeitige spontane Wehen mit vorzeitiger Entbindung*
	O09.5!	*Schwangerschaftsdauer, 34 bis 36 vollendete Wochen*
	Z37.2!	*Zwillinge, beide lebendgeboren*
Prozedur(en):	5-727.1	*Spontane und vaginale operative Entbindung bei Beckenendlage, Assistierte Entbindung mit Spezialhandgriffen*
	5-740.1	*Klassische Sectio caesarea, sekundär*

1510p Komplikationen in der Schwangerschaft

Kapitel XV enthält zwei Bereiche zur Kodierung von Komplikationen in der Schwangerschaft:

O20–O29 *Sonstige Krankheiten der Mutter, die vorwiegend mit der Schwangerschaft verbunden sind*

und

O94–O99 *Sonstige Krankheitszustände während der Gestationsperiode, die anderenorts nicht klassifiziert sind.*

Zustände, die vorwiegend in Zusammenhang mit einer Schwangerschaft auftreten, können mit spezifischen Kodes aus O20–O29 verschlüsselt werden.

1510

Beispiel 1

Eine Patientin wird in der 30. Schwangerschaftswoche zur Behandlung eines Karpaltunnelsyndroms, das sich durch die Schwangerschaft verschlimmerte, aufgenommen.

Hauptdiagnose:	O26.82	*Karpaltunnelsyndrom während der Schwangerschaft*
Nebendiagnose:	O09.4!	*Schwangerschaftsdauer 26.Woche bis 33 vollendete Wochen*

Das Karpaltunnelsyndrom, verschlimmert durch die Schwangerschaft, ist mit einer spezifischen Schlüsselnummer in Kapitel XV (O26.– *Betreuung der Mutter bei sonstigen Zuständen, die vorwiegend mit der Schwangerschaft verbunden sind*) vertreten. Die Schlüsselnummer gibt die Diagnose ausreichend genau wieder.

Diffuse Beschwerden bei bestehender Schwangerschaft, für die keine spezifische Ursache gefunden wird, sind mit

O26.88 *Sonstige näher bezeichnete Zustände, die mit der Schwangerschaft verbunden sind*

zu kodieren.

Um einen Diabetes mellitus in der Schwangerschaft zu kodieren, stehen die Kodes aus O24.– *Diabetes mellitus in der Schwangerschaft* zur Verfügung. Diese werden zusammen mit Kodes aus E10 bis E14 zur Bezeichnung des jeweils vorliegenden Diabetes mellitus sowie zur Abbildung vorliegender Komplikationen angegeben. Liegen Komplikationen (Manifestationen) vor, ist bei einem Kode aus E10 bis E14 die vierte Stelle entsprechend der Manifestation/en zu verschlüsseln. Außerdem sind die Kodes für die spezifischen Manifestationen anzugeben, sofern diese der Nebendiagnosendefinition entsprechen.

Um Infektionen des Urogenitaltraktes in der Schwangerschaft zu kodieren, stehen die Kodes aus O23.– *Infektionen des Urogenitaltraktes in der Schwangerschaft* zur Verfügung. Diese werden zusammen mit dem jeweils spezifischen Kode aus Kapitel XIV *Krankheiten des Urogenitalsystems* der ICD-10-GM zur Bezeichnung der jeweils vorliegenden Infektion angegeben. Die Kriterien der Nebendiagnosendefinition gelten entsprechend.

Um Erkrankungen der Leber in der Schwangerschaft zu kodieren, stehen Kodes aus O26.6- *Leberkrankheiten während der Schwangerschaft, der Geburt und des Wochenbettes* zur Verfügung. Dieser wird zusammen mit dem jeweils spezifischen Kode aus B15–B19 *Virushepatitis* oder aus K70–K77 *Krankheiten der Leber* der ICD-10-GM zur Bezeichnung der jeweils vorliegenden Leberkrankheit angegeben. Die Kriterien der Nebendiagnosendefinition gelten entsprechend.

Um andere Komplikationen in der Schwangerschaft (oder Zustände, die sich in der Schwangerschaft verschlimmern oder die hauptsächlicher Anlass für geburtshilfliche Maßnahmen sind) zu kodieren, stehen die Kategorien

O98.– *Infektiöse und parasitäre Krankheiten der Mutter, die anderenorts klassifizierbar sind, die jedoch Schwangerschaft, Geburt und Wochenbett komplizieren*

und

O99.– *Sonstige Krankheiten der Mutter, die anderenorts klassifizierbar sind, die jedoch Schwangerschaft, Geburt und Wochenbett komplizieren*

zur Verfügung, die zusammen mit einem Nebendiagnosekode aus anderen Kapiteln der ICD-10-GM zur Bezeichnung der jeweils vorliegenden Erkrankung anzugeben sind (siehe die Beispiele 2 und 3).

Beispiel 2

Schwangerschaft (30. Schwangerschaftswoche), kompliziert durch Eisenmangelanämie

Hauptdiagnose:	O99.0	*Anämie, die Schwangerschaft, Geburt und Wochenbett kompliziert*
Nebendiagnose(n):	D50.9	*Eisenmangelanämie, nicht näher bezeichnet*
	O09.4!	*Schwangerschaftsdauer 26. Woche bis 33 vollendete Wochen*

Eine die Schwangerschaft komplizierende Anämie ist unter der Schlüsselnummer O99.0 klassifiziert. Es wird ein zusätzlicher Kode benötigt, um die Art der Anämie zu spezifizieren.

Beispiel 3

Eine Patientin in der 30. Schwangerschaftswoche wird wegen eines allergischen Asthma bronchiale aufgenommen, das die Schwangerschaft kompliziert.

Hauptdiagnose:	O99.5	*Krankheiten des Atmungssystems, die Schwangerschaft, Geburt und Wochenbett komplizieren*
Nebendiagnose(n):	J45.0	*Vorwiegend allergisches Asthma bronchiale*
	O09.4!	*Schwangerschaftsdauer 26. Woche bis 33 vollendete Wochen*

Schwangerschaft als Nebenbefund

Wenn eine Patientin wegen einer Erkrankung aufgenommen wird, die weder die Schwangerschaft kompliziert noch durch die Schwangerschaft kompliziert wird, wird der Kode für diese Erkrankung als Hauptdiagnose mit der passenden Nebendiagnose aus

Z34 *Überwachung einer normalen Schwangerschaft* oder

Z35.– *Überwachung einer Risikoschwangerschaft*

zugeordnet.

Beispiel 4

Eine Patientin in der 30. Schwangerschaftswoche wird mit Mittelhandfraktur aufgenommen.

Hauptdiagnose:	S62.32	*Fraktur eines sonstigen Mittelhandknochens, Schaft*
Nebendiagnose(n):	Z34	*Überwachung einer normalen Schwangerschaft*
	O09.4!	*Schwangerschaftsdauer 26. Woche bis 33 vollendete Wochen*

1512m Abnorme Kindslagen und -einstellungen

Kindliche Lage-, Haltungs- und Einstellungsanomalien sind zu kodieren, wenn sie **bei der Geburt** vorliegen.

Bei Geburt z.B. aus Beckenendlage ist bei Vorliegen eines Geburtshindernisses

O64.1 *Geburtshindernis durch Beckenendlage*

zu kodieren, oder bei Spontangeburt ohne Geburtshindernis

O32.1 *Betreuung der Mutter wegen Beckenendlage.*

Hinterhauptslagen wie die vordere, hintere, seitliche oder diagonale Hinterhauptslage werden nur dann kodiert, wenn ein Eingriff erfolgt.

1514c Verminderte Kindsbewegungen

Bei Aufnahmen mit der Diagnose „verminderte fetale Bewegungen" ist

O36.8 *Betreuung der Mutter wegen sonstiger näher bezeichneter Komplikationen beim Fetus*

zu kodieren, wenn die zugrunde liegende Ursache nicht bekannt ist.

Wenn eine zugrunde liegende Ursache für die verminderten fetalen Bewegungen bekannt ist, ist diese Ursache zu kodieren. O36.8 ist in diesem Fall nicht anzugeben.

1515a Uterusnarbe

O34.2 *Betreuung der Mutter bei Uterusnarbe durch vorangegangenen chirurgischen Eingriff* ist zuzuweisen, wenn:

- die Patientin aufgrund eines früheren Kaiserschnitts für einen Elektivkaiserschnitt aufgenommen wird.
- der Versuch einer vaginalen Entbindung bei Uterusnarbe (z.B. Kaiserschnitt- oder andere operative Uterusnarbe) nicht gelingt und zu einer Kaiserschnittgeburt führt.
- eine bestehende Uterusnarbe eine Behandlung erfordert, die Entbindung aber nicht während dieses Krankenhausaufenthaltes erfolgt, z.B. vorgeburtliche Betreuung wegen Uterusschmerzen durch eine bestehende Narbe.

1518a Entbindung vor der Aufnahme

Wenn eine Patientin vor der Aufnahme in das Krankenhaus ein Kind entbunden hat, keine operativen Prozeduren bezogen auf die Entbindung während der stationären Behandlung durchgeführt wurden und bei der Mutter keine Komplikationen im Wochenbett entstehen, wird der passende Kode aus Kategorie

Z39.– *Postpartale Betreuung und Untersuchung der Mutter*

zugeordnet.

Wenn eine **Komplikation** zur stationären Aufnahme führt, ist diese Komplikation als Hauptdiagnose zu kodieren. Ein Kode aus Z39.– ist als Nebendiagnose zuzuweisen.

Wenn eine Patientin nach einer Entbindung in ein anderes Krankenhaus verlegt wird, um ein krankes Kind zu begleiten, und die Patientin dort eine nachgeburtliche Routinebetreuung erhält, wird dort ebenfalls der passende Kode aus Z39.– zugeordnet.

Wenn eine Patientin zur Nachbetreuung nach Kaiserschnitt von einem Krankenhaus in ein anderes verlegt wird, ohne dass ein Zustand die Definition einer Haupt- oder Nebendiagnose erfüllt, dann ist dort der passende Z39.– Kode als Hauptdiagnose **und**

Z48.8 *Sonstige näher bezeichnete Nachbehandlung nach chirurgischem Eingriff*

als Nebendiagnose zuzuordnen.

1519m Frühgeburt, vorzeitige Wehen und frustrane Kontraktionen

Eine Entbindung (spontan, eingeleitet oder durch Kaiserschnitt) vor der abgeschlossenen 37. Schwangerschaftswoche (Frühgeburt) wird mit

O60.1 *Vorzeitige spontane Wehen mit vorzeitiger Entbindung* oder
O60.3 *Vorzeitige Entbindung ohne spontane Wehen*

kodiert.

Vorzeitige Wehen **mit** Wirkung auf die Zervix vor der abgeschlossenen 37. Schwangerschaftswoche, die zu einer termingerechten Entbindung beim selben Krankenhausaufenthalt führen, werden mit

O60.2 *Vorzeitige Wehen mit termingerechter Entbindung*

kodiert.

Vorzeitige Wehen **mit** Wirkung auf die Zervix vor der abgeschlossenen 37. Schwangerschaftswoche, die **nicht** zu einer Entbindung beim selben Krankenhausaufenthalt führen, werden mit

O60.0 *Vorzeitige Wehen ohne Entbindung*

kodiert.

Kontraktionen **ohne** Wirkung auf die Zervix werden mit

O47.0 *Frustrane Kontraktionen vor 37 vollendeten Schwangerschaftswochen* oder
O47.1 *Frustrane Kontraktionen ab 37 oder mehr vollendeten Schwangerschaftswochen*

kodiert.

Wenn der Grund für die Frühgeburt, die vorzeitigen Wehen oder die frustranen Kontraktionen bekannt ist, so ist dieser Grund zusätzlich zu verschlüsseln.

Außerdem ist jeweils bei allen Konstellationen als Nebendiagnose ein Kode aus

O09.–! *Schwangerschaftsdauer*

zuzuordnen.

1520n Verlängerte Schwangerschaftsdauer und Übertragung

O48 *Übertragene Schwangerschaft*

ist zu kodieren, wenn die Entbindung nach vollendeter 41. Schwangerschaftswoche erfolgt oder das Kind deutliche Übertragungszeichen zeigt.

1521o Protrahierte Geburt

Bei aktiver Wehensteuerung im Krankenhaus wird eine Geburt als protrahiert bezeichnet, wenn sie nach **18 Stunden** regelmäßiger Wehentätigkeit nicht unmittelbar bevorsteht. Die Kodierung erfolgt mit passenden Kodes aus:

O63.– *Protrahierte Geburt*

O75.5 *Protrahierte Geburt nach Blasensprengung*

O75.6 *Protrahierte Geburt nach spontanem oder nicht näher bezeichnetem Blasensprung*

1524a Verlängerung der Austreibungsphase bei Epiduralanästhesie

Eine Epiduralanästhesie kann die Austreibungsphase verlängern. Ist das der Fall, wird

O74.6 *Sonstige Komplikationen bei Spinal- oder Periduralanästhesie während der Wehentätigkeit und bei der Entbindung*

zugewiesen.

1525j Primärer und sekundärer Kaiserschnitt

Ein **primärer** Kaiserschnitt ist definiert als ein Kaiserschnitt, der als geplante Prozedur vor oder nach dem Einsetzen der Wehen durchgeführt wird; die Entscheidung zur Sectio wird dabei vor Einsetzen der Wehen getroffen.

Ein **sekundärer** Kaiserschnitt (inkl. Notfallkaiserschnitt) wird definiert als ein Kaiserschnitt, der aufgrund einer Notfallsituation oder des Geburtsverlaufs aus mütterlicher oder kindlicher Indikation (z.B. HELLP-Syndrom, Geburtsstillstand, fetaler Distress) erforderlich war, auch wenn dieser primär geplant war. Zur Kodierung ist der passende Kode aus

5-74 *Sectio caesarea und Entwicklung des Kindes*

auszuwählen.

Beispiel 1

Bei einer Patientin mit Beckenendlage ist die Entbindung durch Kaiserschnitt in der 40. Schwangerschaftswoche geplant. Sie wird zwei Tage vor dem OP-Termin am Abend mit vorzeitigem Blasensprung aufgenommen. Alle Befunde sind unauffällig, kein Anhalt für eine beginnende oder drohende Amnioninfektion, keine Wehentätigkeit. Routinevorbereitung zur Sectio und Entscheidung zum Abwarten bis zum nächsten Morgen, an dem eine klassische Sectio durchgeführt wird.

Prozedur: 5-740.0 *Klassische Sectio caesarea: Primär*

Beispiel 2

Bei einer Patientin mit Beckenendlage ist die Entbindung durch Kaiserschnitt in der 40. Schwangerschaftswoche geplant. Sie wird zwei Tage vor dem OP-Termin am Abend mit vorzeitigem Blasensprung aufgenommen. Alle Befunde sind unauffällig, kein Anhalt für eine beginnende oder drohende Amnioninfektion, keine Wehentätigkeit. Routinevorbereitung zur Sectio und Entscheidung zum Abwarten bis zum nächsten Morgen. Im Laufe der Nacht zunehmende Wehen und Abgang von grünem Fruchtwasser. Entscheidung zur vorgezogenen Sectio noch in der Nacht aus kindlicher Indikation.

Prozedur: 5-740.1 *Klassische Sectio caesarea: Sekundär*

16 BESTIMMTE ZUSTÄNDE, DIE IHREN URSPRUNG IN DER PERINATALPERIODE HABEN

1601a Neugeborene

Die Neonatalperiode ist in Deutschland wie folgt definiert:

„Die Neonatalperiode beginnt mit der Geburt und endet mit Vollendung des 28. Tages nach der Geburt."

(ICD Band II -Regelwerk, Kapitel 5.7.1)

Ein Kode der Kategorie

Z38.– *Lebendgeborene nach dem Geburtsort*

ist als Hauptdiagnose anzugeben, wenn das Neugeborene gesund ist (einschließlich der Kinder, bei denen eine Beschneidung vorgenommen wurde). Diese Kategorie beinhaltet Kinder, die

a) im Krankenhaus geboren wurden

b) außerhalb des Krankenhauses geboren und unmittelbar nach der Geburt aufgenommen wurden.

Beispiel 1

Ein Neugeborenes, zu Hause geboren (vaginale Entbindung), wird aufgenommen. Es liegt keine Erkrankung vor.

Hauptdiagnose:	Z38.1	*Einling, Geburt außerhalb des Krankenhauses*

Für Frühgeborene und bereits bei Geburt oder während des stationären Aufenthaltes erkrankte Neugeborene werden die Kodes für die krankhaften Zustände **vor** einem Kode aus Z38.– *Lebendgeborene nach dem Geburtsort* kodiert.

Beispiel 2

Ein Neugeborenes, im Krankenhaus gesund geboren (vaginale Entbindung), wird wegen drei Tage nach der Geburt auftretenden Krampfanfällen behandelt.

Hauptdiagnose:	P90	*Krämpfe beim Neugeborenen*
Nebendiagnose(n):	Z38.0	*Einling, Geburt im Krankenhaus*

1601

Beispiel 3

Ein Frühgeborenes mit Entbindung in der 36. Schwangerschaftswoche und einem Geburtsgewicht von 2280 Gramm sowie leichter Asphyxie unter der Geburt wird sofort nach der Geburt behandelt.

Hauptdiagnose:	P07.12	*Neugeborenes mit sonstigem niedrigem Geburtsgewicht, Geburtsgewicht 1500 bis 2500 Gramm*
Nebendiagnose(n):	P21.1	*Leichte oder mäßige Asphyxie unter der Geburt*
	Z38.0	*Einling, Geburt im Krankenhaus*

Kodes aus Z38.– sind **nicht** zu verwenden, wenn die Behandlung während einer zweiten oder nachfolgenden stationären Aufnahme erfolgt.

Beispiel 4

Ein männliches Neugeborenes wird am 2. Tag nach einem Kaiserschnitt mit Atemnotsyndrom und Pneumothorax aus dem Krankenhaus A in das Krankenhaus B verlegt.

Krankenhaus A:

Hauptdiagnose:	P22.0	*Atemnotsyndrom [Respiratory distress syndrome] des Neugeborenen*
Nebendiagnose(n):	P25.1	*Pneumothorax mit Ursprung in der Perinatalperiode*
	Z38.0	*Einling, Geburt im Krankenhaus*

Krankenhaus B:

Hauptdiagnose:	P22.0	*Atemnotsyndrom [Respiratory distress syndrome] des Neugeborenen*
Nebendiagnose(n):	P25.1	*Pneumothorax mit Ursprung in der Perinatalperiode*

Beispiel 5

Ein Neugeborenes wird im Alter von sieben Tagen mit Icterus neonatorum wieder zur Phototherapie aufgenommen. Es wird eine anhaltende Lichttherapie über 12 Stunden durchgeführt.

Hauptdiagnose:	P59.9	*Neugeborenenikterus, nicht näher bezeichnet*
Prozedur(en):	8-560.2	*Lichttherapie des Neugeborenen (bei Hyperbilirubinämie)*

1602a Definition der Zustände, die ihren Ursprung in der Perinatalperiode haben

Die Perinatalperiode ist in Deutschland wie folgt definiert:

„Die Perinatalperiode beginnt mit Vollendung der 22. Schwangerschaftswoche (154 Tage; die Zeit, in der das Geburtsgewicht normalerweise 500 g beträgt) und endet mit der Vollendung des 7. Tages nach der Geburt.“

(ICD Band II -Regelwerk, Kapitel 5.7.1)

Zur Verschlüsselung von Zuständen, die ihren Ursprung in der Perinatalperiode haben, steht das Kapitel XVI *Bestimmte Zustände, die ihren Ursprung in der Perinatalperiode haben* der ICD-10-GM zur Verfügung. Es sind auch die Erläuterungen im Kapitel XVI zu beachten.

Beispiel 1

Ein Frühgeborenes wird mit Lungenhypoplasie in die Kinderklinik eines anderen Krankenhauses verlegt. Die Mutter hatte in der 25. SSW einen vorzeitigen Blasensprung. Die Schwangerschaft wurde durch Tokolyse bis zur 29. SSW hinaus gezögert. Wegen V.a. Amnioninfektionssyndrom und pathologischem CTG erfolgte eine Schnittentbindung in der 29. SSW. Die Lungenhypoplasie wird auf die Frühgeburtlichkeit infolge des Blasensprungs zurückgeführt. Die aufnehmende Kinderklinik kodiert wie folgt:

Hauptdiagnose:	P28.0	*Primäre Atelektase beim Neugeborenen*
Nebendiagnose(n):	P01.1	*Schädigung des Fetus und Neugeborenen durch vorzeitigen Blasensprung*

Es ist auch zu berücksichtigen, dass einige Zustände (wie z.B. Stoffwechselstörungen), die während der Perinatalperiode auftreten können, nicht im Kapitel XVI klassifiziert sind. Wenn solch ein Zustand beim Neugeborenen auftritt, ist ein Kode aus dem entsprechenden Kapitel der ICD-10-GM **ohne** einen Kode aus Kapitel XVI zuzuordnen.

Beispiel 2

Ein Neugeborenes wird wegen Rotavirenenteritis aus der Geburtshilfe in die Pädiatrie verlegt.

Hauptdiagnose:	A08.0	*Enteritis durch Rotaviren*
Nebendiagnose(n):	Z38.0	*Einling, Geburt im Krankenhaus*

1603t Besondere Maßnahmen für das kranke Neugeborene

Parenterale Therapie

Ein Kode aus

8-010 *Applikation von Medikamenten und Elektrolytlösungen über das Gefäßsystem bei Neugeborenen*

wird z.B. zugewiesen, wenn **parenterale Flüssigkeitszufuhr** zur Behandlung mit Kohlenhydraten, zur Hydratation oder bei Elektrolytstörungen eingesetzt wird. Gleiches gilt für die präventive parenterale Flüssigkeitszufuhr bei Frühgeborenen unter 2000 g, die erfolgt, um einer Hypoglykämie oder Elektrolytentgleisung vorzubeugen.

Lichttherapie

Ein Diagnosekode für Neugeborenengelbsucht wird **nur** zugeordnet, wenn eine Lichttherapie **länger als zwölf Stunden** durchgeführt wurde.

1604a Atemnotsyndrom des Neugeborenen/Hyaline Membranenkrankheit/Surfactantmangel

Der Kode für das Atemnotsyndrom bei Neugeborenen (P22.0 *Atemnotsyndrom [Respiratory distress syndrom] des Neugeborenen*) ist der Kodierung folgender Zustände vorbehalten:

- Hyaline Membranenkrankheit
- Atemnotsyndrom
- Surfactant-Mangel

1605a Massives Aspirationssyndrom und transitorische Tachypnoe beim Neugeborenen

Die Kategorie

P24.– *Aspirationssyndrome beim Neugeborenen*

ist zu verwenden, wenn die Atemstörung – bedingt durch das Aspirationssyndrom – eine **Sauerstoffzufuhr** von **über 24 Stunden** Dauer erforderte.

Der Kode

P22.1 *Transitorische Tachypnoe beim Neugeborenen*

ist bei folgenden Diagnosen zu verwenden:

- transitorische Tachypnoe beim Neugeborenen (ungeachtet der Dauer der Sauerstofftherapie)

oder

- Aspirationssyndrom beim Neugeborenen, wenn die Atemstörung eine **Sauerstoffzufuhr** von **weniger als 24 Stunden** Dauer erforderte.

1606e Hypoxisch-ischämische Enzephalopathie (HIE)

Die hypoxisch-ischämische Enzephalopathie wird klinisch wie folgt eingestuft:

1. Grad Übererregbarkeit, Hyperreflexie, erweiterte Pupillen, Tachykardie, aber keine Krampfanfälle.

2. Grad Lethargie, Miosis, Bradykardie, verminderte Reflexe (z.B. Moro-Reflex), Hypotonie und Krampfanfälle.

3. Grad Stupor, Schlaffheit, Krampfanfälle, fehlende Moro- und bulbäre Reflexe.

Die ICD-10-GM sieht für die Kodierung einer hypoxisch-ischämischen Enzephalopathie den Kode

P91.6 *Hypoxisch-ischämische Enzephalopathie beim Neugeborenen [HIE]*

vor. Die Kodes für den jeweiligen Schweregrad der HIE sind wie unten aufgelistet zusätzlich zu kodieren. Die oben aufgeführten Symptome sind – mit Ausnahme von Konvulsionen – nicht separat zu kodieren.

Kodierung 1. Grad	P91.3 +	*Zerebrale Übererregbarkeit des Neugeborenen*
	P21.0 **oder**	*Schwere Asphyxie unter der Geburt*
	P20.–	*Intrauterine Hypoxie*
Kodierung 2. Grad	P91.4 +	*Zerebraler Depressionszustand des Neugeborenen*
	P90 +	*Krämpfe beim Neugeborenen* (falls vorhanden)
	P21.0 **oder**	*Schwere Asphyxie unter der Geburt*
	P20.–	*Intrauterine Hypoxie*
Kodierung 3. Grad	P91.5 +	*Koma beim Neugeborenen*
	P90 +	*Krämpfe beim Neugeborenen* (falls vorhanden)
	P21.0 **oder**	*Schwere Asphyxie unter der Geburt*
	P20.–	*Intrauterine Hypoxie*

18 SYMPTOME UND ABNORME KLINISCHE UND LABORBEFUNDE, DIE ANDERENORTS NICHT KLASSIFIZIERT SIND

1804f Inkontinenz

Der Befund Inkontinenz ist von klinischer Bedeutung, wenn

- die Inkontinenz nicht als im Rahmen einer Behandlung „normal“ angesehen werden kann (z.B. nach bestimmten Operationen und bei bestimmten Zuständen).
- die Inkontinenz nicht als der normalen Entwicklung entsprechend angesehen werden kann (wie z.B. bei Kleinkindern).
- die Inkontinenz bei einem Patienten mit deutlicher Behinderung oder geistiger Retardierung andauert.

Die Kodes für Urin- oder Stuhlinkontinenz

N39.3 *Belastungsinkontinenz [Stressinkontinenz]*

N39.4- *Sonstige näher bezeichnete Harninkontinenz*

R32 *Nicht näher bezeichnete Harninkontinenz,*

R15 *Stuhlinkontinenz*

sind nur anzugeben, wenn die Inkontinenz ein Grund für eine stationäre Behandlung ist oder eine oben genannte klinische Bedeutung hat.

1805f Fieberkrämpfe

R56.0 *Fieberkrämpfe*

wird nur dann als Hauptdiagnosekode angegeben, wenn keine auslösenden Erkrankungen wie Pneumonie oder andere Infektionsherde vorliegen. Ist eine zugrunde liegende Ursache bekannt, wird diese als Hauptdiagnose angegeben und R56.0 *Fieberkrämpfe* wird als Nebendiagnose zusätzlich kodiert.

1806g Schmerzdiagnosen und Schmerzbehandlungsverfahren

Akuter Schmerz

Wenn ein Patient wegen postoperativer Schmerzen oder wegen Schmerzen im Zusammenhang mit einer anderen Erkrankung behandelt wird, sind nur die durchgeführte Operation oder die schmerzverursachende Erkrankung zu kodieren.

R52.0 *Akuter Schmerz*

wird nur dann zugeordnet, wenn Lokalisation und Ursache des akuten Schmerzes nicht bekannt sind.

1806

Nichtoperative Analgesieverfahren für akuten Schmerz (mit Ausnahme des OPS-Kodes 8-919 *Komplexe Akutschmerzbehandlung*) sind anzugeben, wenn sie als alleinige Maßnahme durchgeführt werden. Sie sind mit einem Kode aus 8-91 zu verschlüsseln (siehe DKR P001 *Allgemeine Kodierrichtlinien für Prozeduren* Beispiel 3 (Seite 38)).

Chronischer/therapieresistenter Schmerz/Tumorschmerz

Wird ein Patient speziell zur Schmerzbehandlung aufgenommen und wird ausschließlich der Schmerz behandelt, ist der Kode für die Lokalisation des Schmerzes als Hauptdiagnose anzugeben. Dies gilt auch für den Tumorschmerz. Die zugrunde liegende Erkrankung ist analog zu DKR D002 *Hauptdiagnose* (Seite 4) Absatz „Zuweisung eines Symptoms als Hauptdiagnose" als Nebendiagnose zu kodieren.

Beispiel 1

Ein Patient wird zur Behandlung chronischer, therapieresistenter Schmerzen in der Kreuzgegend aufgrund eines Knochentumors aufgenommen. Dem Patienten wird ein Rückenmarkstimulator (Einzelelektrodensystem) mit einem permanenten Einzelelektrodensystem zur epiduralen Dauerstimulation implantiert. Es wird ausschließlich der Kreuzschmerz behandelt.

Hauptdiagnose:	M54.5	*Kreuzschmerz*
Nebendiagnose:	C41.4	*Bösartige Neubildung des Beckenknochens*
Prozedur(en):	5-039.e0	*Implantation oder Wechsel eines Neurostimulators zur epiduralen Rückenmarkstimulation mit Implantation oder Wechsel einer Neurostimulationselektrode, Einkanalstimulator, vollimplantierbar, nicht wiederaufladbar*
	5-039.34	*Implantation oder Wechsel einer permanenten Elektrode zur epiduralen Dauerstimulation, perkutan*

Die Kodes

R52.1 *Chronischer unbeeinflussbarer Schmerz* oder

R52.2 *Sonstiger chronischer Schmerz*

sind nur dann als **Hauptdiagnose** anzugeben, wenn die Lokalisation der Schmerzen nicht näher bestimmt ist (*siehe Ausschlusshinweise bei Kategorie* R52.–) **und** die Definition der Hauptdiagnose zutrifft.

Beispiel 2

Ein Patient wird ins Krankenhaus zur Untersuchung eines chronischen therapieresistenten Schmerzes aufgenommen. Ursache und nähere Zuordnung des Schmerzes kann während des Krankenhausaufenthaltes nicht bestimmt werden.

Hauptdiagnose:	R52.1	*Chronischer unbeeinflussbarer Schmerz*

In allen anderen Fällen von chronischem Schmerz muss die Erkrankung, die den Schmerz verursacht, als Hauptdiagnose angegeben werden, soweit diese für die stationäre Behandlung verantwortlich war.

Beispiel 3

Ein Patient wird zur Behandlung von Knochenmetastasen eines bösartigen Lungentumors im Oberlappen aufgenommen. Er erhält u.a. Morphium, um die schweren Knochenschmerzen zu kontrollieren.

Hauptdiagnose:	C79.5	*Sekundäre bösartige Neubildung des Knochens und des Knochenmarkes*
Nebendiagnose(n):	C34.1	*Bösartige Neubildung der Bronchien und der Lunge, Oberlappen (-Bronchus)*

19 VERLETZUNGEN, VERGIFTUNGEN UND BESTIMMTE ANDERE FOLGEN ÄUSSERER URSACHEN

1902a Oberflächliche Verletzungen

Oberflächliche Verletzungen, z.B. Abschürfungen oder Prellungen, werden nicht kodiert, wenn sie mit schwereren Verletzungen derselben Lokalisation in Zusammenhang stehen, es sei denn, sie erhöhen den Aufwand für die Behandlung der schwereren Verletzung, z.B. durch eine zeitliche Verzögerung (s.a. DKR D003 *Nebendiagnosen* (Seite 9)).

Beispiel 1

Ein Patient kommt zur Behandlung einer suprakondylären Humerusfraktur und Prellung des Ellbogens sowie einer Fraktur des Skapulakorpus.

Hauptdiagnose:	S42.41	*Fraktur des distalen Endes des Humerus, suprakondylär*
Nebendiagnose(n):	S42.11	*Fraktur der Skapula, Korpus*

In diesem Fall ist die Prellung des Ellbogens nicht zu kodieren.

1903c Fraktur und Luxation

Zur Kodierung von Wirbelfrakturen/Luxationen s.a. DKR 1910 *Verletzung des Rückenmarks* (Seite 143).

Fraktur und Luxation mit Weichteilschaden

Zwei Kodes werden benötigt, um Frakturen und Luxationen mit Weichteilschaden zu kodieren. Zuerst ist der Kode der Fraktur oder der Kode der Luxation anzugeben und danach der entsprechende Kode für den Schweregrad des Weichteilschadens der Fraktur/Luxation (Sx1.84!–Sx1.89!). Nur geschlossene Frakturen 0. Grades oder Luxationen mit Weichteilschaden 0. Grades (gekennzeichnet durch „geringen Weichteilschaden, einfache Bruchform“) oder nicht näher bezeichneten Grades erhalten keine zusätzliche Schlüsselnummer.

Beispiel 1

Ein Patient wird mit einer offenen Oberschenkelfraktur II. Grades aufgenommen.

Hauptdiagnose:	S72.3	*Fraktur des Femurschaftes*
Nebendiagnose(n):	S71.88!	*Weichteilschaden II. Grades bei offener Fraktur oder Luxation der Hüfte und des Oberschenkels*

Beispiel 2

Ein Patient wird zur Behandlung einer offenen Schulterluxation mit Verlagerung des Humerus nach vorne und Weichteilschaden I. Grades aufgenommen.

Hauptdiagnose:	S43.01	*Luxation des Humerus nach vorne*
Nebendiagnose(n):	S41.87!	*Weichteilschaden I. Grades bei offener Fraktur oder Luxation des Oberarmes*

Luxationsfraktur

In diesen Fällen ist sowohl für die Fraktur als auch für die Luxation ein Kode zuzuweisen; der erste Kode für die Fraktur. In bestimmten Fällen sieht die ICD-10-GM für die mit einer Luxation kombinierte Fraktur eine von dieser Regel abweichende Kodierung vor:

Zum Beispiel ist die Monteggia-Luxationsfraktur als Fraktur klassifiziert (S52.21 *Fraktur des proximalen Ulnaschaftes mit Luxation des Radiuskopfes*).

Fraktur und Luxation an gleicher oder unterschiedlicher Lokalisation

Bei Vorliegen einer kombinierten Verletzung an gleicher Lokalisation ist die Angabe **eines** Zusatzkodes für den Weichteilschaden ausreichend.

Beispiel 3

Ein Patient wird zur Behandlung einer offenen Humeruskopffraktur I. Grades mit (offener) Schulterluxation nach vorne mit Weichteilschaden I. Grades aufgenommen.

Hauptdiagnose:	S42.21	*Fraktur des proximalen Endes des Humerus, Kopf*
Nebendiagnose(n):	S41.87!	*Weichteilschaden I. Grades bei offener Fraktur oder Luxation des Oberarmes*
	S43.01	*Luxation des Humerus nach vorne*

Liegen bei einem Patienten mehrere Frakturen oder Luxationen unterschiedlicher Lokalisation vor, so ist für jede Lokalisation der entsprechende Kode für den Schweregrad des Weichteilschadens der Fraktur/Luxation (Sx1.84!–Sx1.89!) anzugeben, soweit es sich nicht um einen Weichteilschaden 0. Grades handelt.

Knochenkontusion

Eine Knochenkontusion („bone bruise“, bildgebender Nachweis einer Fraktur der Spongiosa bei intakter Kortikalis) wird wie eine Fraktur an entsprechender Lokalisation kodiert.

1905l Offene Wunden/Verletzungen

Für jede Körperregion steht im Kapitel XIX ein Abschnitt für offene Wunden zur Verfügung. Hier sind auch Kodes aufgeführt, mit denen offene Wunden verschlüsselt werden, die mit einer Fraktur oder einer Luxation in Verbindung stehen oder bei denen durch die Haut in Körperhöhlen eingedrungen wurde (d.h. intrakranielle Wunden, intrathorakale Wunden und intraabdominale Wunden).

Die offene Wunde ist in diesen Fällen **zusätzlich** zur Verletzung (z.B. der Fraktur) zu kodieren, s.a. DKR 1903 *Fraktur und Luxation* (Seite 139).

Offene Verletzungen mit Gefäß-, Nerven- und Sehnenbeteiligung

Liegt eine Verletzung mit Gefäßschaden vor, hängt die Reihenfolge der Kodes davon ab, ob der Verlust der betroffenen Gliedmaße droht. Ist dies der Fall, so ist bei einer Verletzung mit Schädigung von Arterie und Nerv

- zuerst die arterielle Verletzung,
- danach die Verletzung des Nervs,
- danach ggf. eine Verletzung der Sehnen,
- schließlich die Fleischwunde anzugeben.

In Fällen, bei denen trotz einer Nerven- und Arterienschädigung der Verlust von Gliedmaßen unwahrscheinlich ist, ist die Reihenfolge der Kodierung je nach der Schwere der jeweiligen Schäden festzulegen.

Offene intrakranielle/intrathorakale/intraabdominelle Verletzung

Wenn eine offene intrakranielle/intrathorakale/intraabdominelle Verletzung vorliegt, ist zuerst der Kode für die intrakranielle/intrathorakale/intraabdominelle Verletzung anzugeben, gefolgt vom Kode für die offene Wunde.

Beispiel 1

Ein Patient wird mit vollständiger Zerreißung des Nierenparenchyms, Milzriss mit Parenchymbeteiligung und kleinen Risswunden an mehreren Dünndarmabschnitten sowie Heraustreten von Eingeweiden durch die Bauchwand aufgenommen.

Hauptdiagnose:	S37.03	*Komplette Ruptur des Nierenparenchyms*
Nebendiagnose(n):	S36.03	*Rissverletzung der Milz mit Beteiligung des Parenchyms*
	S36.49	*Verletzung des Dünndarmes, sonstiger und mehrere Teile des Dünndarmes*
	S31.83!	*Offene Wunde (jeder Teil des Abdomens, der Lumbosakralgegend und des Beckens) mit Verbindung zu einer intraabdominalen Verletzung*

Offene Fraktur mit intrakranieller/intrathorakaler/intraabdomineller Verletzung

Wo eine offene Schädelfraktur verbunden mit einer intrakraniellen Verletzung/offene Fraktur des Rumpfes zusammen mit einer intrathorakalen/intraabdominellen Verletzung vorliegt, ist

- ein Kode für die intrakranielle/intrakavitäre Verletzung anzugeben,
- einer der folgenden Kodes

S01.83! *Offene Wunde (jeder Teil des Kopfes) mit Verbindung zu einer <u>intrakraniellen</u> Verletzung*

S21.83! *Offene Wunde (jeder Teil des Thorax) mit Verbindung zu einer <u>intrathorakalen</u> Verletzung*

oder

S31.83! *Offene Wunde (jeder Teil des Abdomens, der Lumbosakralgegend und des Beckens) mit Verbindung zu einer <u>intraabdominalen</u> Verletzung*

- die Kodes für die Fraktur

und

- ein Kode für den Schweregrad des Weichteilschadens der offenen Fraktur aus
  S01.87!–S01.89!,
  S21.87!–S21.89!
  oder
  S31.87!–S31.89!.

Komplikationen offener Wunden

Die Kodierung von Komplikationen offener Wunden ist davon abhängig, ob die Komplikation wie z.B. eine Infektion mit einem spezifischen Kode näher bezeichnet werden kann. Ist die Kodierung mit einer spezifischen Schlüsselnummer der ICD-10-GM möglich, so ist zuerst der spezifische Kode für die Komplikation (z.B. Infektion wie Erysipel, Phlegmone oder Sepsis etc.) gefolgt von dem Kode für die offene Wunde anzugeben.

Beispiel 2

Ein Patient wird mit einer Phlegmone an der Hand nach einem Katzenbiss aufgenommen. Das Alter des Bisses ist nicht bekannt. Bei der Aufnahme finden sich am Daumenballen zwei punktförmige Wunden, die Umgebung ist gerötet, die Hand und der Unterarm sind stark geschwollen. Im Abstrich findet sich Staphylococcus aureus. Es wird eine intravenöse antibiotische Therapie eingeleitet.

Hauptdiagnose:	L03.10	*Phlegmone an der oberen Extremität*
Nebendiagnose(n):	S61.0	*Offene Wunde eines oder mehrerer Finger ohne Schädigung des Nagels*
	B95.6!	*Staphylococcus aureus als Ursache von Krankheiten, die in anderen Kapiteln klassifiziert sind*

Ist eine spezifische Verschlüsselung der Komplikation einer offenen Wunde nicht möglich, ist der Kode für die offene Wunde anzugeben, gefolgt von einem Kode aus

T89.0- *Komplikationen einer offenen Wunde.*

1909c Bewusstlosigkeit

Bewusstlosigkeit im Zusammenhang mit einer Verletzung

Wenn ein Verlust des Bewusstseins **im** Zusammenhang mit einer Verletzung aufgetreten ist, ist die Art der Verletzung **vor** einem Kode aus S06.7-! *Bewusstlosigkeit bei Schädel-Hirn-Trauma* für die Dauer der Bewusstlosigkeit anzugeben.

Beispiel 1

Der Patient wird mit einer Fraktur des Siebbeins (Röntgenaufnahme) aufgenommen. Im CT zeigt sich ein großes subdurales Hämatom. Der Patient war 3 Stunden bewusstlos.

Hauptdiagnose:	S06.5	*Traumatische subdurale Blutung*
Nebendiagnose(n):	S02.1	*Schädelbasisfraktur*
	S06.71!	*Bewusstlosigkeit bei Schädel-Hirn-Trauma, 30 Minuten bis 24 Stunden*
Prozedur(en):	3-200	*Native Computertomographie des Schädels*

Bewusstlosigkeit ohne Zusammenhang mit einer Verletzung

Sofern die Bewusstlosigkeit eines Patienten **nicht** mit einer Verletzung im Zusammenhang steht, sind folgende Kodes zu verwenden:

R40.0 *Somnolenz*
R40.1 *Sopor*
R40.2 *Koma, nicht näher bezeichnet*

1910t Verletzung des Rückenmarks (mit traumatischer Paraplegie und Tetraplegie)

Die akute Phase – unmittelbar posttraumatisch

Unter der akuten Phase einer Rückenmarksverletzung versteht man den Behandlungszeitraum unmittelbar nach dem Trauma. Sie kann mehrere Krankenhausaufenthalte umfassen.

Wenn ein Patient mit einer Verletzung des Rückenmarks aufgenommen wird (z.B. mit Kompression des Rückenmarks, Kontusion, Riss, Querschnitt oder Quetschung), sind folgende Details zu kodieren:

1. Die Art der Läsion des Rückenmarks ist als erster Kode anzugeben (komplette oder inkomplette Querschnittverletzung).
2. Die funktionale Höhe (Ebene) der Rückenmarksläsion ist mit einem Kode aus

   S14.7-!, S24.7-!, S34.7-! *Funktionale Höhe einer Verletzung des zervikalen/thorakalen/lumbosakralen Rückenmarkes*

zu verschlüsseln. Für die Höhenangabe der funktionalen Höhe sind die Hinweise bei S14.7-!, S24.7-! und S34.7-! in der ICD-10-GM zu beachten.

Patienten mit Rückenmarksverletzungen haben mit hoher Wahrscheinlichkeit eine Wirbelfraktur oder -luxation erlitten; demnach sind auch folgende Angaben zu kodieren:

3. Die Bruchstelle, wenn eine Fraktur der Wirbel vorliegt.
4. Der Ort der Luxation, wenn eine Luxation vorliegt.
5. Schweregrad des Weichteilschadens der Fraktur/Luxation

1910

Beispiel 1

Ein Patient wird mit einer Kompressionsfraktur an T12 aufgenommen. Es liegt eine Kompressionsverletzung des Rückenmarks auf derselben Höhe mit inkompletter Paraplegie auf der funktionalen Höhe L2 vor.

Hauptdiagnose:	S24.12	*Inkomplette Querschnittverletzung des thorakalen Rückenmarkes*
Nebendiagnose(n):	S34.72!	*Funktionale Höhe einer Verletzung des lumbosakralen Rückenmarkes, L2*
	S22.06	*Fraktur eines Brustwirbels, T11 und T12*

Die akute Phase – Verlegung des Patienten

Wenn ein Patient in Folge eines Traumas eine Verletzung des Rückenmarks erlitten hat und unmittelbar von einem Akutkrankenhaus in ein anderes Akutkrankenhaus verlegt wurde, ist in beiden Häusern der Kode für die Art der Verletzung als Hauptdiagnose anzugeben und der entsprechende Kode für die funktionale Höhe der Rückenmarksverletzung als erste Nebendiagnose.

Beispiel 2

Ein Patient wird mit einer schweren Rückenmarksverletzung in Krankenhaus A aufgenommen. Ein CT bestätigt eine Luxation des T7/8 Wirbels mit Verletzung des Rückenmarks auf derselben Höhe. Neurologisch zeigt sich ein inkompletter Querschnitt unterhalb T8. Nach Stabilisierung im Krankenhaus A wird der Patient ins Krankenhaus B verlegt, in dem eine Spondylodese durchgeführt wird.

	Krankenhaus A	
Hauptdiagnose:	S24.12	*Inkomplette Querschnittverletzung des thorakalen Rückenmarkes*
Nebendiagnose(n):	S24.75!	*Funktionale Höhe einer Verletzung des thorakalen Rückenmarkes, T8/T9*
	S23.14	*Luxation eines Brustwirbels, Höhe T7/8 und T8/9*
Prozedur(en):	3-203	*Native Computertomographie von Wirbelsäule und Rückenmark*
	Krankenhaus B	
Hauptdiagnose:	S24.12	*Inkomplette Querschnittverletzung des thorakalen Rückenmarkes*
Nebendiagnose(n):	S24.75!	*Funktionale Höhe einer Verletzung des thorakalen Rückenmarkes, T8/T9*
	S23.14	*Luxation eines Brustwirbels, Höhe T7/8 und T8/9*
Prozedur(en):	5-836.41	*Spondylodese, dorsal und ventral kombiniert, interkorporal, 2 Segmente*
	5-83b.31	*Osteosynthese (dynamische Stabilisierung) an der Wirbelsäule: durch ventrales Schrauben-Platten-System, 2 Segmente*

Rückenmarksverletzung – chronische Phase

Von der chronischen Phase einer Paraplegie/Tetraplegie spricht man, wenn die Behandlung der akuten Erkrankung (z.B. einer akuten Rückenmarksverletzung), die die Lähmungen verursachte, abgeschlossen ist.

Kommt ein Patient in dieser chronischen Phase zur Behandlung der Paraplegie/Tetraplegie, ist ein Kode der Kategorie

G82.– *Paraparese und Paraplegie, Tetraparese und Tetraplegie,* fünfte Stelle „.2“ oder „.3“

als Hauptdiagnose anzugeben.
Wird ein Patient dagegen zur Behandlung einer anderen Erkrankung wie z.B. Harnwegsinfektion, Fraktur des Femur etc. aufgenommen, ist die zu behandelnde Erkrankung gefolgt von einem Kode der Kategorie

G82.– *Paraparese und Paraplegie, Tetraparese und Tetraplegie,* fünfte Stelle „.2“ oder „.3“

anzugeben sowie andere vorliegende Erkrankungen. Die Reihenfolge dieser Diagnosen muss sich an der Definition der Hauptdiagnose orientieren.

Für die funktionale Höhe der Rückenmarksschädigung ist zusätzlich der passende Kode aus

G82.6-! *Funktionale Höhe der Schädigung des Rückenmarkes*

anzugeben.

Die Kodes für die Verletzung des Rückenmarks sind nicht anzugeben, da diese nur in der akuten Phase zu verwenden sind.

Beispiel 3

Ein Patient wird zur Behandlung einer Infektion des Harntraktes aufgenommen. Zusätzlich bestehen eine inkomplette schlaffe Paraplegie auf Höhe von L2, ein inkomplettes Cauda- (equina-) Syndrom und eine neurogene Blasenentleerungsstörung.

Hauptdiagnose:	N39.0	*Harnwegsinfektion, Lokalisation nicht näher bezeichnet*
Nebendiagnose(n):	G82.03	*Schlaffe Paraparese und Paraplegie, chronische inkomplette Querschnittlähmung*
	G82.66!	*Funktionale Höhe der Schädigung des Rückenmarkes, L2-S1*
	G83.41	*Inkomplettes Cauda- (equina-) Syndrom*
	G95.81	*Harnblasenlähmung bei Schädigung des unteren motorischen Neurons [LMNL]*

Anmerkung: Bei Vorliegen eines Cauda- (equina-) Syndroms mit neurogener Blasenfunktionsstörung wird der zutreffende Kode aus G83.4- *Cauda- (equina-) Syndrom* zusammen mit dem zutreffenden Kode aus G95.8- *Sonstige näher bezeichnete Krankheiten des Rückenmarkes* angegeben (siehe auch Hinweise in der ICD-10-GM bei den Kodes G83.4- und G95.8-).

Kodierung von Wirbelfrakturen und -luxationen

Siehe auch DKR 1903 *Fraktur und Luxation* (Seite 139).

Bei Mehrfachfrakturen oder -luxationen wird jede Höhe einzeln angegeben.

1910

Beispiel 4

Ein Patient wird mit einer komplizierten offenen Fraktur II. Grades des zweiten, dritten und vierten Brustwirbels mit Verschiebung auf Höhe T2/T3 und T3/T4 und kompletter Durchtrennung des Rückenmarks in Höhe T3 aufgenommen. Die neurologische Untersuchung bestätigt einen kompletten Querschnitt unterhalb T3.

Hauptdiagnose:	S24.11	*Komplette Querschnittverletzung des thorakalen Rückenmarkes*
Nebendiagnose(n):	S24.72!	*Funktionale Höhe einer Verletzung des thorakalen Rückenmarkes, T2/T3*
	S22.01	*Fraktur eines Brustwirbels, Höhe: T1 und T2*
	S22.02	*Fraktur eines Brustwirbels, Höhe: T3 und T4*
	S21.88!	*Weichteilschaden II. Grades bei offener Fraktur oder Luxation des Thorax*
	S23.11	*Luxation eines Brustwirbels, Höhe: T1/T2 und T2/T3*
	S23.12	*Luxation eines Brustwirbels, Höhe: T3/T4 und T4/T5*

1911s Mehrfachverletzungen und multiple Verletzungen

Diagnosen

Die **einzelnen** Verletzungen werden, wann immer möglich, entsprechend ihrer Lokalisation und ihrer Art so genau wie möglich kodiert.

Kombinationskategorien für **Mehrfachverletzungen** (T00–T07 *Verletzungen mit Beteiligung mehrerer Körperregionen*) und Kodes aus S00–S99 (Kodierung unterschiedlicher Verletzungen einzelner Körperregionen), die z.B. mit einer „.7“ an vierter Stelle **multiple Verletzungen** kodieren, sind nur dann zu verwenden, wenn die Anzahl der zu kodierenden Verletzungen die maximale Zahl der übermittelbaren Diagnosen überschreitet oder wenn die einzelnen Verletzungen entsprechend ihrer Lokalisation und Art bereits mit einer Kombinations-Schlüsselnummer so genau wie möglich kodiert werden können (siehe Beispiel 2). In den Fällen, bei denen die maximale Zahl der übermittelbaren Diagnosen überschritten wird, sind spezifische Kodes (Verletzung nach Lokalisation/Art) für die schwerwiegenderen Verletzungen zu verwenden und die Mehrfachkategorien, um weniger schwere Verletzungen (z.B. oberflächliche Verletzungen, offene Wunden sowie Distorsion und Zerrung) zu kodieren (*s.a.* DKR D012 *Mehrfachkodierung* (Seite 20)).

Beispiel 1

Schmetterlingsfraktur des Beckens

S32.5 **B** *Fraktur des Os pubis*

und

S32.81 **B** *Fraktur: Os ischium*

In der ICD-10-GM ist der Schmetterlingsbruch als Inklusivum dem Kode S32.7 *Multiple Frakturen mit Beteiligung der Lendenwirbelsäule und des Beckens* zugeordnet. Gemäß der oben aufgeführten Regeln zur möglichst genauen Kodierung der einzelnen Verletzungen und der Verwendung der Kodes aus S00–S99, die z.B. mit einer „.7“ an vierter Stelle multiple Verletzungen kodieren, ist der Schmetterlingsbruch mit den spezifischen Kodes S32.5 *Fraktur des Os pubis* und S32.81 *Fraktur: Os ischium* zu kodieren, da sowohl die Lokalisation als auch die Art der Verletzungen durch die Einzelkodierung genauer als im Kode S32.7 abgebildet werden.

Beispiel 2

Bimalleolare Sprunggelenkfraktur

S82.81 *Bimalleolarfraktur*

Der Kode S82.81 *Bimalleolarfraktur* beschreibt die Art und Lokalisation der Verletzungen bereits spezifisch. In diesem Fall sind die Kodes S82.5 *Fraktur des Innenknöchels* und S82.6 *Fraktur des Außenknöchels* nicht zu verwenden. Mit der Verwendung der genannten Einzelkodes wäre kein zusätzlicher Informationsgewinn hinsichtlich der Lokalisation und Art der Verletzung verbunden.

Hinweis: Das Alphabetische Verzeichnis der ICD-10-GM schlägt für eine „Mehrfachverletzung“ oder ein „Polytrauma“ den Kode T07 (*Nicht näher bezeichnete multiple Verletzungen*) vor. Dieser Kode ist unspezifisch und deshalb nach Möglichkeit **nicht** zu verwenden.

Reihenfolge der Kodes bei multiplen Verletzungen

Im Fall von mehreren näher beschriebenen Verletzungen, die in Bezug zu Aufnahme, Untersuchungsbefunden und/oder der durchgeführten Therapie gleichermaßen die Kriterien für die Hauptdiagnose erfüllen, muss vom behandelnden Arzt entschieden werden, welche Diagnose am besten der Hauptdiagnose-Definition entspricht. Nur in diesem Fall ist vom behandelnden Arzt diejenige auszuwählen, die für Untersuchung und/oder Behandlung die meisten Ressourcen verbraucht hat.

Beispiel 3

Ein Patient wird mit fokaler Hirnkontusion, traumatischer Amputation eines Ohres, 20-minütiger Bewusstlosigkeit, Prellung von Gesicht, Kehlkopf und Schulter sowie mit Schnittwunden in Wange und Oberschenkel aufgenommen.

Hauptdiagnose:	S06.31	*Umschriebene Hirnkontusion*
Nebendiagnose(n):	S06.70!	*Bewusstlosigkeit bei Schädel-Hirn-Trauma, weniger als 30 Minuten*
	S08.1	*Traumatische Amputation des Ohres*
	S01.41	*Offene Wunde der Wange*
	S71.1	*Offene Wunde des Oberschenkels*
	S00.85	*Oberflächliche Verletzung sonstiger Teile des Kopfes, Prellung*
	S10.0	*Prellung des Rachens*
	S40.0	*Prellung der Schulter und des Oberarms*

In diesem Fall werden S09.7 *Multiple Verletzungen des Kopfes* und T01.8 *Offene Wunden an sonstigen Kombinationen von Körperregionen* **nicht** angegeben, da individuelle Kodes anzugeben sind, wann immer dies möglich ist.

Prozeduren

Zusätzlich zu den Kodes für die einzelnen durchgeführten Prozeduren ist bei der Versorgung von Mehrfachverletzungen und Polytraumen der passende **Zusatzkode**

5-981 *Versorgung bei Mehrfachverletzung*

bzw. aus

5-982 *Versorgung bei Polytrauma*

anzugeben.

1914d Verbrennungen und Verätzungen

Reihenfolge der Kodes

Das Gebiet mit der schwersten Verbrennung/Verätzung ist zuerst anzugeben. Eine Verbrennung/Verätzung 3. Grades ist demnach **vor** einer Verbrennung/Verätzung 2. Grades anzugeben, auch dann, wenn die Verbrennung/Verätzung 2. Grades einen größeren Teil der Körperoberfläche betrifft.

Verbrennungen/Verätzungen desselben Gebietes, aber unterschiedlichen Grades sind als Verbrennungen/Verätzungen des höchsten vorkommenden Grades zu kodieren.

Beispiel 1

Eine Verbrennung 2. und 3. Grades des Knöchels ist zu kodieren mit

Hauptdiagnose:	T25.3	*Verbrennung 3. Grades der Knöchelregion und des Fußes*

Verbrennungen/Verätzungen, die eine Hauttransplantation erfordern, sind immer **vor** denjenigen anzugeben, die keine Hauttransplantation erfordern.

Wenn mehrere Verbrennungen/Verätzungen **selben Grades** existieren, dann wird das Gebiet mit der größten betroffenen Körperoberfläche zuerst angegeben. Alle weiteren Verbrennungen/Verätzungen sind, wann immer möglich, mit ihrer jeweiligen Lokalisation zu kodieren.

Beispiel 2

Eine Verbrennung Grad 2a der Bauchwand und des Perineums ist wie folgt zu kodieren:

Hauptdiagnose:	T21.23	*Verbrennung Grad 2a des Rumpfes, Bauchdecke*
Nebendiagnose(n):	T21.25	*Verbrennung Grad 2a des Rumpfes, (äußeres) Genitale*

Wenn die Anzahl der Kodes für einen stationären Fall die maximale Zahl der übermittelbaren Diagnosen übersteigt, ist es sinnvoll, die Kodes für mehrfache Verbrennungen oder Verätzungen (T29.– *Verbrennungen oder Verätzungen mehrerer Körperregionen*) zu benutzen. Bei Verbrennungen/Verätzungen 3. Grades sind immer die differenzierten Kodes zu verwenden. Wenn Mehrfachkodes erforderlich sind, werden diese für Verbrennungen/Verätzungen 2. Grades benutzt.

Körperoberfläche (KOF)

Jeder Verbrennungs-/Verätzungsfall ist **zusätzlich** mit einem Kode aus

T31.–! *Verbrennungen, klassifiziert nach dem Ausmaß der betroffenen Körperoberfläche* bzw.

T32.–! *Verätzungen, klassifiziert nach dem Ausmaß der betroffenen Körperoberfläche*

zu versehen, um den Prozentsatz der betroffenen Körperoberfläche anzuzeigen.

Die vierte Stelle beschreibt die Summe aller einzelnen Verbrennungen/Verätzungen, angegeben in Prozent der Körperoberfläche.

Ein Kode aus T31.–! und T32.–! ist nur einmal nach dem letzten Kode für die betroffenen Gebiete anzugeben.

1915l Missbrauch/Misshandlung von Erwachsenen und Kindern

In Fällen von Missbrauch/Misshandlung ist/sind die vorliegende(n) Verletzung(en) bzw. psychischen Störungen zu kodieren.

Ein Kode der Kategorie

T74.– *Missbrauch von Personen*

als Ursache der Verletzung(en) oder psychischen Störungen ist nur bei Kindern und Jugendlichen bis zur Vollendung des 18. Lebensjahres anzugeben.

Dies gilt auch für die Kodierung beim Münchhausen-Stellvertreter-Syndrom.

1916k Vergiftung durch Arzneimittel, Drogen und biologisch aktive Substanzen

Die Diagnose „Vergiftung durch Arzneimittel/Drogen“ wird gestellt bei **irrtümlicher** Einnahme oder **unsachgemäßer** Anwendung (z.B. Einnahme zwecks Selbsttötung und Tötung).

Vergiftungen sind in den Kategorien

T36–T50 *Vergiftungen durch Arzneimittel, Drogen und biologisch aktive Substanzen*

und

T51–T65 *Toxische Wirkung von vorwiegend nicht medizinisch verwendeten Substanzen*

klassifiziert. Die Absicht der Selbsttötung (X84.9!) ist nicht zu kodieren.

Erfolgt die stationäre Aufnahme **wegen einer mit der Vergiftung in Zusammenhang stehenden Manifestation** (z.B. Koma, Arrhythmie), ist der Kode für die Manifestation als Hauptdiagnose (entsprechend DKR D002 *Hauptdiagnose* (Seite 4)) anzugeben. Die Kodes für die Vergiftung durch die beteiligten (Wirk-)Stoffe (Medikamente, Drogen, Alkohol) sind als Nebendiagnose zu verschlüsseln.

Beispiel 1

Ein Patient wird im Koma aufgrund einer Kodeinüberdosis aufgenommen.

Hauptdiagnose:	R40.2	*Koma, nicht näher bezeichnet*
Nebendiagnose(n):	T40.2	*Vergiftung durch Betäubungsmittel und Psychodysleptika [Halluzinogene], sonstige Opioide*

Beispiel 2

Ein Patient wird mit Hämatemesis aufgrund der Einnahme von Cumarin (verordnet), versehentlich in Verbindung mit Acetylsalicylsäure (nicht verordnet) aufgenommen.

Hauptdiagnose:	K92.0	*Hämatemesis*
Nebendiagnose(n):	T39.0	*Vergiftung durch Salizylate*
	T45.5	*Vergiftung durch primär systemisch und auf das Blut wirkende Mittel, anderenorts nicht klassifiziert, Antikoagulanzien*
optional:	X49.9!	*Akzidentelle Vergiftung*

Für die Insulinüberdosierung ist ein Kode aus E10–E14 (vierte Stelle „.6“ für *Diabetes mellitus mit sonstigen näher bezeichneten Komplikationen*) zuerst anzugeben. Die Vergiftung (T38.3 *Vergiftung durch Insulin und orale blutzuckersenkende Arzneimittel [Antidiabetika]*) ist als eine Nebendiagnose anzugeben (*siehe* DKR 0401 *Diabetes mellitus* (Seite 79)).

Bei **Vergiftungen ohne Manifestation** ist als Hauptdiagnose entsprechend DKR D002 ein Kode aus den Kategorien T36–T50 *Vergiftungen durch Arzneimittel, Drogen und biologisch aktive Substanzen* und T51–T65 *Toxische Wirkung von vorwiegend nicht medizinisch verwendeten Substanzen* anzugeben (siehe auch Beispiel 3).

Beispiel 3

Eine Patientin stellt sich in der Notaufnahme vor und gibt an, kurz zuvor in einer unüberlegten Kurzschlussreaktion 20 Tabletten Paracetamol eingenommen zu haben. Nach einer Magenspülung zeigen sich im weiteren Verlauf keine Manifestationen.

Hauptdiagnose:	T39.1	*Vergiftung durch nichtopioidhaltige Analgetika, Antipyretika und Antirheumatika, 4-Aminophenol-Derivate*
Prozedur:	8-120	*Magenspülung*

1917p Unerwünschte Nebenwirkungen von Arzneimitteln (bei Einnahme gemäß Verordnung)

Unerwünschte Nebenwirkungen indikationsgerechter Arzneimittel bei Einnahme gemäß **Verordnung** werden wie folgt kodiert:

ein oder mehrere Kodes für den krankhaften Zustand, in dem sich die Nebenwirkungen manifestieren, **optional** ergänzt durch

Y57.9! *Komplikationen durch Arzneimittel oder Drogen.*

Beispiel 1

Ein Patient kommt zur Behandlung einer Hyponatriämie, die durch ordnungsgemäß eingenommenes Carbamazepin induziert ist.

Hauptdiagnose:	E87.1	*Hypoosmolalität und Hyponatriämie*
Nebendiagnose, optional:	Y57.9!	*Komplikationen durch Arzneimittel oder Drogen*

Beispiel 2

Ein HIV-positiver Patient kommt zur Behandlung einer hämolytischen Anämie, die durch die antiretrovirale Therapie induziert ist.

Hauptdiagnose:	D59.2	*Arzneimittelinduzierte nicht autoimmunhämolytische Anämie*
Nebendiagnose(n):	Z21	*Asymptomatische HIV-Infektion [Humane Immundefizienz-Virusinfektion]*
Nebendiagnose, optional:	Y57.9!	*Komplikationen durch Arzneimittel oder Drogen*

Erfolgt die stationäre Aufnahme **wegen einer Blutung unter Einnahme von Antikoagulanzien,** ist der Kode für das konkrete Blutungsereignis als Hauptdiagnose (entsprechend DKR D002 *Hauptdiagnose* (Seite 4)) anzugeben. Die Kodes für die hämorrhagische Diathese durch Antikoagulanzien sind als Nebendiagnose zu verschlüsseln, **optional** ergänzt durch

Y57.9! *Komplikationen durch Arzneimittel oder Drogen.*

1917

Beispiel 3

Ein Patient wird mit unstillbarem Nasenbluten unter Antikoagulation bei ordnungsgemäß eingenommenem Cumarinpräparat stationär aufgenommen. Er erhält eine Nasentamponade, die Antikoagulation wird vorübergehend pausiert und ein Vitamin-K-Präparat verabreicht.

Hauptdiagnose:	R04.0	*Epistaxis*
Nebendiagnose(n):	D68.33	*Hämorrhagische Diathese durch Cumarine (Vitamin-K-Antagonisten)*
Nebendiagnose, optional:	Y57.9!	*Komplikationen durch Arzneimittel oder Drogen*

Beispiel 4

Ein Patient unter Antikoagulation bei ordnungsgemäß eingenommenem Cumarinpräparat wird mit Schlaganfallsymptomatik stationär aufgenommen. Im Schädel-CT zeigt sich eine intrazerebrale Blutung.

Hauptdiagnose:	I61.0	*Intrazerebrale Blutung in die Großhirnhemisphäre, subkortikal*
Nebendiagnose(n):	D68.33	*Hämorrhagische Diathese durch Cumarine (Vitamin-K-Antagonisten)*
Nebendiagnose, optional:	Y57.9!	*Komplikationen durch Arzneimittel oder Drogen*

ANHANG A

Grundregeln zur Verschlüsselung (WHO)

Das Alphabetische Verzeichnis enthält viele Bezeichnungen, die in Band 1 nicht vorkommen. Für die Bestimmung einer Schlüsselnummer sind sowohl das Alphabetische Verzeichnis als auch das Systematische Verzeichnis heranzuziehen.

Bevor der Kodierer mit der Verschlüsselungsarbeit beginnt, müssen die Grundsätze der Klassifikation und des Verschlüsselns bekannt sein. Ferner sollte über einige Übungspraxis verfügt werden.

Im Folgenden wird für den gelegentlichen Benutzer der ICD ein einfacher Leitfaden aufgezeichnet:

1. Feststellung der Art der Angabe, die verschlüsselt werden soll, und Zugriff auf den entsprechenden Teil des Alphabetischen Verzeichnisses. Handelt es sich bei der Angabe um eine Krankheit oder Verletzung oder um einen sonstigen in den Kapiteln I-XIX oder XXI-XXII zu klassifizierenden Zustand, ist Teil 1 des Alphabetischen Verzeichnisses zu berücksichtigen. Handelt es sich bei der Angabe um die äußere Ursache einer Verletzung oder um ein Ereignis, das Kapitel XX zuzuordnen ist, ist Teil 2 des Alphabetischen Verzeichnisses zu berücksichtigen.
2. Auffinden des Leitbegriffes. Bei Krankheiten und Verletzungen ist das gewöhnlich die Hauptbezeichnung des pathologischen Zustandes. Dennoch sind im Alphabetischen Verzeichnis auch einige Zustände, die mit Adjektiven oder Eponymen ausgedrückt werden, als Leitbegriffe aufgenommen.
3. Jeder Hinweis unter dem Leitbegriff ist zu lesen und zu befolgen.
4. Sämtliche Bezeichnungen, die in runden Klammern hinter dem Leitbegriff stehen, sind zu lesen (sie haben keinen Einfluss auf die Schlüsselnummer). Ebenso sind sämtliche eingerückte Bezeichnungen unter den Leitbegriffen zu lesen (diese Modifizierer können die Schlüsselnummer verändern), bis sämtliche Einzelbegriffe der Diagnosebezeichnung berücksichtigt sind.
5. Sämtliche Querverweise des Alphabetischen Verzeichnisses („siehe“ und „siehe auch“) sind zu beachten.
6. Die Richtigkeit der ausgewählten Schlüsselnummern ist durch Rückgriff auf das Systematische Verzeichnis zu überprüfen. Es ist zu beachten, dass im Alphabetischen Verzeichnis eine 3-stellige Kategorie mit einem Strich in der 4. Stelle bedeutet, dass in Band 1 4-stellige Unterteilungen vorhanden sind. Weitere Unterteilungen, die für zusätzliche Stellen angewandt werden können, sind im Alphabetischen Verzeichnis nicht aufgeführt, falls sie doch benutzt werden sollen, sind sie nach Band 1 zu bestimmen.
7. Die Inklusiva und Exklusiva [Inkl. bzw. Exkl.] der jeweils ausgewählten Schlüsselnummer bzw. des Kapitels, der Gruppe oder der Kategorienüberschrift sind zu beachten.
8. Zuweisung der Schlüsselnummer.

ANHANG B

ZUSAMMENFASSUNG DER ÄNDERUNGEN

Deutsche Kodierrichtlinien Version 2021 gegenüber der Vorversion 2020

Arbeitsschritte

Zur Erstellung der Deutschen Kodierrichtlinien (DKR) Version 2021 wurden folgende Arbeitsschritte durchgeführt (s.a. Einleitung Version 2021):

- Redaktionelle Überarbeitung des Manuskripts der Version 2020 (Korrektur grammatikalischer und sprachlicher Fehler sowie fehlerhafter Verweise)
- Anpassung an die ICD-10-GM Version 2021
- Anpassung an den OPS Version 2021
- Inhaltliche Klarstellung einzelner existierender Kodierrichtlinien

Geänderte Textpassagen und Beispiele wurden durch Balken am rechten Seitenrand gekennzeichnet. Geringfügige redaktionelle Änderungen zur Vorversion 2020 sind nicht markiert.

Neue Kodierrichtlinien und Kodierrichtlinien, bei denen sich inhaltliche Änderungen ergeben haben, wurden in der fortlaufenden Nummerierung am Ende mit „t“ bezeichnet. Ergaben sich durch die Anpassung von ICD-10-GM bzw. OPS neue Kodiermöglichkeiten, so wurde dies als inhaltliche Änderung der DKR bewertet. Kodierrichtlinien, in denen z.B. nur die Texte in Beispielen angepasst wurden, wurden in der Nummerierung nicht geändert. Rein redaktionelle Anpassungen von ICD-10-GM und OPS werden im Anhang B nicht aufgeführt.

Nachfolgend sind die wesentlichen Änderungen in den einzelnen Abschnitten und für die verschiedenen Kodierrichtlinien kurz dargestellt.

Wesentliche Änderungen

Anmerkung: Veränderungen in den Deutschen Kodierrichtlinien, die sich aufgrund von Streichungen und daraus evtl. resultierenden Umformulierungen anderer Kodierrichtlinien bzw. aus der redaktionellen Bearbeitung (siehe Punkt 1 und 2 unter „Arbeitsschritte“) ergeben haben, werden hier nicht explizit aufgeführt, solange die jeweiligen Veränderungen auf eine Kodierrichtlinie beschränkt waren.

Allgemeine Kodierrichtlinien für Diagnosen

D012i Mehrfachkodierung

Aufnahme der neu in die ICD-10-GM Version 2020 aufgenommenen Kodes U07.0! *Gesundheitsstörung im Zusammenhang mit dem Gebrauch von E-Zigaretten [Vaporizer]*, U07.1! *COVID-19, Virus nachgewiesen*, U07.2! *COVID-19, Virus nicht nachgewiesen* und U99.0! *Spezielle Verfahren zur Untersuchung auf SARS-CoV-2* in die Tabelle 2. Darüber hinaus Anpassung des Kodebereiches U99.- *Nicht belegte Schlüsselnummer U99* in Tabelle 1 an die Formulierung in der ICD-10-GM Version 2021.

Allgemeine Kodierrichtlinien für Prozeduren

P003s Hinweise und formale Vereinbarungen für die Benutzung des OPS

Ergänzung des Hinweises des OPS 5-820 *Implantation einer Endoprothese am Hüftgelenk* hinsichtlich der zusätzlichen Kodierung einer computergestützten intraoperativen biomechanischen Ausrichtung des Implantates in Beispiel 3. Anpassung von Beispiel 8 dahingehend, dass eine Ausnahme für das Inklusivum „Blutstillung" des Kodebereiches 5-451 *Lokale Exzision und Destruktion von erkranktem Gewebe des Dünndarmes* nicht nur für den Subkode 5-451.7 angezeigt wird.

P005t Multiple Prozeduren/Prozeduren, unterschieden auf der Basis von Größe, Zeit oder Anzahl/Bilaterale Prozeduren

Konkretisierung und Überarbeitung der Tabellen 1 und 2 hinsichtlich der Prozeduren, die jeweils nur einmal pro stationären Aufenthalt zu kodieren sind.

Spezielle Kodierrichtlinien

Kapitel 4 Endokrine, Ernährungs- und Stoffwechselkrankheiten

0401h Diabetes mellitus

Anpassung des Kodebereiches *L89.– Dekubitalgeschwür und Druckzone* in der Liste der Diagnosen, die zum Bild des „diabetischen Fußsyndroms" gehören können, an die Änderungen in der ICD-10-GM Version 2021.

Kapitel 16 Bestimmte Zustände, die ihren Ursprung in der Perinatalperiode haben

1603t Besondere Maßnahmen für das kranke Neugeborene

Streichung des Absatzes „Sauerstoffzufuhr bei Neugeborenen". Hinsichtlich der Kodierung des Kodes 8-720 *Sauerstoffzufuhr bei Neugeborenen* sind zukünftig die Regelungen der Kodierrichtlinie P001 *Allgemeine Kodierrichtlinien für Prozeduren* zu beachten.

Kapitel 19 Verletzungen, Vergiftungen und bestimmte andere Folgen äusserer Ursachen

1910t Verletzung des Rückenmarks

Anpassung der Anmerkung in Beispiel 3 zur Kodierung einer neurogenen Blasenfunktionsstörung an die Hinweise in der ICD-10-GM unter dem Kodebereich G83.4- *Cauda- (equina-) Syndrom* und den für 2021 neu etablierten Hinweis unter G95.8- *Sonstige näher bezeichnete Krankheiten des Rückenmarkes.*

ANHANG C

Entscheidungen des Schlichtungsausschusses auf Bundesebene zur Klärung strittiger Kodier- und Abrechnungsfragen nach § 19 KHG (Krankenhausfinanzierungsgesetz)

Gemäß § 19 Abs. 6 KHG sind Entscheidungen des Schlichtungsausschusses zu veröffentlichen und gelten als Kodierregeln. In diesem Anhang sind Entscheidungen des Schlichtungsausschusses aufgeführt, die bis einschließlich 19.08.2020 auf den Internetseiten des Schlichtungsausschusses veröffentlicht wurden. Entscheidungen des Schlichtungsausschusses, die nach dem 19.08.2020 veröffentlicht wurden, stehen auf der Internetseite des Schlichtungsausschusses unter www.schlichtungsausschuss-19khg.de zur Verfügung.

Gemäß § 19 Abs. 5 KHG entscheidet der Schlichtungsausschuss bis zum 31. Dezember 2020 über die zwischen der Sozialmedizinischen Expertengruppe Vergütung und Abrechnung der Medizinischen Dienste und dem Fachausschuss für ordnungsgemäße Kodierung und Abrechnung der Deutschen Gesellschaft für Medizincontrolling bis zum 31. Dezember 2019 als strittig festgestellten Kodierempfehlungen (KDE).

Entscheidungen gemäß § 19 Abs. 5 KHG

Das Veröffentlichungsdatum der Entscheidung auf den Internetseiten des Schlichtungsausschusses wird jeweils in Klammern hinter der Nummer der Kodierempfehlung aufgeführt. Zu jeder Kodierempfehlung werden die ihr zugrunde liegende Frage (Stand 31.12.2019) und die Entscheidung des Schlichtungsausschusses aufgeführt. Die Positionierungen der Sozialmedizinischen Expertengruppe Vergütung und Abrechnung der Medizinischen Dienste (SEG 4) und des Fachausschusses für ordnungsgemäße Kodierung und Abrechnung der Deutschen Gesellschaft für Medizincontrolling (FoKA) zu den zugrunde liegenden Fragen können den Veröffentlichungen der SEG 4 (www.mdk.de/leistungserbringer/kodierempfehlungen/) bzw. des FoKA (foka.medizincontroller.de/index.php/SEG-4) entnommen werden.

KDE-17 (19.08.2020)

Frage:

Wie wird der asymptomatische Keimträger mit Erregernachweis MRSA verschlüsselt?

Entscheidung:

Der asymptomatische Keimträger mit Erregernachweis MRSA ohne diesbezügliche Erkrankung ist mit folgenden Kodes zu kodieren:

Z22.3 *Keimträger anderer näher bezeichneter bakterieller Krankheiten*

U80.00! *Staphylococcus aureus mit Resistenz gegen Oxacillin oder Methicillin [MRSA].*

KDE-25 (19.08.2020)

Frage:

Wie wird eine Anämie infolge Folsäuremangel verschlüsselt?
Darf zusätzlich zur Anämie E53.8 *Mangel an sonstigen näher bezeichneten Vitaminen des Vitamin B-Komplexes* kodiert werden?

Entscheidung:

Eine Anämie infolge eines Folsäuremangels ist nur mit dem Kode D52.- *Folsäure-Mangelanämie* spezifisch zu kodieren. Der Kode E53.8 ist für die Abbildung der Folsäuremangelanämie nicht zusätzlich zu kodieren.

KDE-67 (19.08.2020)

Frage:

Ein Patient bekommt während des stationären Aufenthaltes Cortison, entwickelt daraufhin eine Hyperglykämie und bekommt Altinsulin. Kein Diabetes bekannt, keine weitere Diagnostik diesbezüglich. Wie ist die Hyperglykämie zu kodieren?

Entscheidung:

Eine mit Altinsulin therapierte Hyperglykämie, die sich unter einer stationären Kortisontherapie bei einem Patienten entwickelt, bei dem kein Diabetes mellitus bekannt ist, und bei dem keine Diagnostik im Hinblick auf einen Diabetes mellitus erfolgt, wird mit dem Kode R73.9 *Hyperglykämie, nicht näher bezeichnet*, optional ergänzt um den Kode Y57.9! *Komplikationen durch Arzneimittel oder Drogen* kodiert.

KDE-77 (19.08.2020)

Frage:

Kann als Nebendiagnose T81.4 *Infektion nach einem Eingriff, anderenorts nicht klassifiziert* verschlüsselt werden, wenn nach der Operation kurzfristig postoperatives Fieber (einmalig am 3. postoperativen Tag) "ohne anatomisches Korrelat" bei "prophylaktischer" iv.-Antibiose auftritt?

Entscheidung:

Einmalig auftretendes postoperatives Fieber (kontrolliert oder behandelt) ohne Infektion und ohne anatomisches Korrelat (z. B. Resorptionsfieber) ist mit dem Kode R50.9 *Fieber, nicht näher bezeichnet* zu kodieren. Der Kode T81.4 *Infektion nach einem Eingriff, anderenorts nicht klassifiziert* kann nicht kodiert werden, wenn keine Infektion vorliegt.

KDE-107 (21.07.2020)

Frage:

Korrekte Kodierung der Hauptdiagnose bei plastisch-chirurgischen Eingriffen nach Gewichtsabnahme:

Eine Patientin wird wegen "Zustand nach massiver Gewichtsabnahme mit Intertriginalekzem und ausgeprägten Hautüberschüssen" in einer Abteilung für Plastische Chirurgie behandelt. Therapeutisch erfolgt eine zirkuläre Dermektomie. Wird als Hauptdiagnose R63.4 *Abnorme Gewichtsabnahme* angegeben mit der Nebendiagnose L30.4 *Intertriginöses Ekzem* oder ist L30.4 Hauptdiagnose?

Entscheidung:

Wird ein Patient nach einer massiven Gewichtsabnahme mit Intertriginalekzem und ausgeprägten Hautüberschüssen mit einer zirkulären Dermektomie (Fettschürzenreduktion) stationär behandelt, ist als Hauptdiagnose der Kode L98.7 *Überschüssige und erschlaffte Haut und Unterhaut* und als Nebendiagnose der Kode L30.4 *Intertriginöses Ekzem* zu kodieren.

KDE-149 (21.07.2020)

Frage:

Bei Tumorverdacht erfolgte eine endosonographisch gesteuerte, transgastrale Punktion der Nebenniere. Welcher OPS-Kode ist für die erbrachte Leistung zu verwenden?

Entscheidung:

Eine endosonographisch gesteuerte transgastrale diagnostische Punktion der Nebenniere ist mit den folgenden Kodes

1-631.-	*Diagnostische Ösophagogastroskopie* (zutreffender Kode ist auszuwählen)
1-408.0 ↔	*Endosonographische Biopsie an endokrinen Organen, Nebenniere*
3-05a	*Endosonographie des Retroperitonealraumes*

zu kodieren.

KDE-150 (21.07.2020)

Frage:

Ein 32-jähiger Patient sucht aufgrund linksseitiger Flankenschmerzen eine urologische Klinik auf. Bei der Aufnahmeuntersuchung stellt der Urologe, neben einer leichtgradigen Mikrohämaturie und einer sonographisch nachweisbaren linksseitigen Nierenektasie, eine tastbare, druckschmerzhafte Resistenz in der rechten Leiste fest. Verdacht auf Leistenhoden. Nach wenigen Stunden (Schmerzmedikation) ist der Patient bezüglich der Nierenkolik beschwerdefrei. Nach Durchführung eines Ausscheidungsurogramms (kein Aufstau des Nierenbeckens, kein Konkrementnachweis) wird die Verdachtsdiagnose eines spontanen Steinabgangs ausgesprochen. Aufgrund einer möglichen Entartungsgefahr wird der Leistenhoden im Rahmen des stationären Aufenthaltes operativ entfernt.

Was ist Hauptdiagnose, Q53.1 *Nondescensus testis, einseitig* oder N20.1 *Ureterstein*?

Entscheidung:

In dem vorliegenden Fall ist für die Kodierung der Hauptdiagnose die nachfolgende Regel aus der DKR D002 Hauptdiagnose, Abschnitt „Zwei oder mehr Diagnosen, die gleichermaßen der Definition der Hauptdiagnose entsprechen“ anzuwenden.

„*Wenn zwei oder mehrere Diagnosen in Bezug zu Aufnahme, Untersuchungsbefunden und/oder der durchgeführten Therapie gleichermaßen die Kriterien für die Hauptdiagnose erfüllen und ICD-10-Verzeichnisse und Kodierrichtlinien keine Verschlüsselungsanweisungen geben, muss vom behandelnden Arzt entschieden werden, welche Diagnose am besten der Hauptdiagnose-Definition entspricht. Nur in diesem Fall ist vom behandelnden Arzt diejenige auszuwählen, die für Untersuchung und/oder Behandlung die meisten Ressourcen verbraucht hat. Hierbei ist es unerheblich, ob die Krankheiten verwandt sind oder nicht.*“

Die Hauptdiagnose ist danach abhängig vom Ressourcenverbrauch zu kodieren, welcher sich jedoch an Hand der hier zum Sachverhalt vorliegenden Informationen allein nicht bestimmen lässt.

KDE-174 (21.07.2020)

Frage:

Was ist eine tiefe Hypothermie im Sinne des OPS-Kodes 8-851.2 Operativer äußerer Kreislauf (bei Anwendung der Herz-Lungen-Maschine): Mit tiefer Hypothermie?

Entscheidung:

Der OPS-Kode 8-851.4 Operativer äußerer Kreislauf (bei Anwendung der Herz-Lungen-Maschine) mit tiefer Hypothermie ist nur bei Vorliegen einer Temperatur innerhalb des dort genannten Temperaturintervalls (zum Zeitpunkt der Schlichtung, Temperatur von 20 bis unter 26 °C) zu kodieren.

KDE-202 (19.08.2020)

Frage:

Wie wird die Biopsie an der Lippe kodiert? Handelt es sich um eine Biopsie mit Inzision oder um eine Biopsie ohne Inzision?

Entscheidung:

Eine Lippenbiopsie ohne Inzision ist mit dem Kode 1-420.0 *Biopsie ohne Inzision an Mund und Mundhöhle, Lippe* und eine Lippenbiopsie mit Inzision mit dem Kode 1-545.x *Biopsie an anderen Strukturen des Mundes und der Mundhöhle durch Inzision, Sonstige* zu kodieren. Die Inzision bezieht sich auf die Art des Zugangs und erfordert eine Freilegung des Biopsiegebietes durch Inzision. Eine Stichinzision, die ausschließlich der leichteren Einführung einer Biopsienadel dient, stellt keine Inzision im Sinne des OPS 1-545.x dar.

KDE-262 (21.07.2020)

Frage:

Einem Frühgeborenen wird wegen stöhnender Atmung und Tachypnoe bei Zustand nach vorzeitigem Blasensprung ein Antibiotikum (Mezlocillin) verabreicht. Beendigung der Gabe nach fünf Tagen bei fehlenden Entzündungsparametern, da sich kein Hinweis auf eine Neugeboreneninfektion ergab. Kann Z29.2 *Sonstige prophylaktische Chemotherapie* zusätzlich zu P22.1 *Transitorische Tachypnoe beim Neugeborenen* kodiert werden?

Entscheidung:

Die prophylaktische Gabe eines Antibiotikums an ein Früh- oder Neugeborenes wegen stöhnender Atmung und Tachypnoe sowie Zustand nach vorzeitigem Blasensprung der Mutter ist mit dem Kode P22.1 *Transitorische Tachypnoe beim Neugeborenen* und zusätzlich dem Kode Z29.21 *Systemische prophylaktische Chemotherapie* zu kodieren.

KDE-326 (21.07.2020)

Frage:

Ein Patient wird wegen eines nichttraumatischen Rektusscheidenhämatoms unter Marcumar®-Einnahme (INR im therapeutischen Bereich) aufgenommen.
Was ist die Hauptdiagnose?

Entscheidung:

Wird ein Patient wegen eines nichttraumatischen Rektusscheidenhämatoms unter Marcumartherapie® (INR im therapeutischen Bereich, Einnahme gemäß Verordnung) stationär behandelt, ist der Kode M62.88 *Sonstige näher bezeichnete Muskelkrankheiten, sonstige Lokalisation* (u.a. Rumpf) als Hauptdiagnose und der Kode D68.33 *Hämorrhagische Diathese durch Cumarine (Vitamin-K-Antagonisten)* als Nebendiagnose, optional ergänzt um den Kode Y57.9! *Komplikationen durch Arzneimittel oder Drogen* zu kodieren.

KDE-338 (19.08.2020)

Frage:

Ein Patient wird vom Notarzt wegen neu aufgetretener Tachyarrhythmia absoluta bei Vorhofflimmern eingewiesen. Es erfolgt eine frequenzregulierende Therapie und der Patient wird antikoaguliert. Kann neben der Hauptdiagnose I48.10 *Vorhofflattern und Vorhofflimmern, Vorhofflimmern, paroxysmal* I47.1 *Paroxysmale Tachykardie, Supraventrikuläre Tachykardie* zusätzlich als Nebendiagnose kodiert werden?

Entscheidung:

Eine Tachyarrhythmia absoluta aufgrund von Vorhofflimmern ist mit dem zutreffenden Kode aus I48.- *Vorhofflimmern und Vorhofflattern* zu kodieren. Der Kode I47.1 *Supraventrikuläre Tachykardie* ist für die Tachyarrhythmia absoluta bei Vorhofflimmern nicht zusätzlich zu kodieren.

KDE-344 (21.07.2020)

Frage:

Anlage eines aortokoronaren 3fach-Bypasses. Kurz nach Abgehen von der Herz-Lungen-Maschine (HLM) kommt es bei noch offenem Thorax zum Kreislaufzusammenbruch. Entschluss zum erneuten Einsatz der HLM, bis dahin überbrückend manuelle Herzkompression über drei Minuten. Ist die manuelle Herzkompression mit

5-379.0 *Andere Operationen an Herz und Perikard, Offene Herzmassage*

und zusätzlich

8-772 *Maßnahmen im Rahmen der Reanimation, Operative Reanimation*

zu kodieren?

Entscheidung:

Die manuelle Herzkompression zur Reanimation bei bereits im Rahmen einer anderen Operation eröffnetem Thorax ist mit dem Kode 5-379.0 *Andere Operationen an Herz und Perikard, Offene Herzmassage* zu kodieren.

KDE-392 (19.08.2020)

Frage:

Ein Patient mit Heparin-induzierter Thrombozytopenie Typ II (HIT II) in der Anamnese bedarf einer parenteralen antithrombotischen Prophylaxe. Das Blutbild des Patienten ist unauffällig und die Gerinnungsparameter liegen im Normbereich. Die Klinik verabreicht deshalb Orgaran® (Danaparoid-Natrium - Heparinoid). Ist D69.53 *Sekundäre Thrombozytopenie, Heparin-induzierte Thrombozytopenie Typ II* als Nebendiagnose zu kodieren?

Entscheidung:

Wird eine heparininduzierte Thrombozytopenie bei bekannter HIT II durch prophylaktische Maß-nahmen verhindert, ist der Kode Z86.2 *Krankheiten des Blutes und der blutbildenden Organe sowie bestimmte Störungen mit Beteiligung des Immunsystems in der Eigenanamnese* zu kodieren. Der Kode D69.53 *Heparin-induzierte Thrombozytopenie Typ II* ist nur dann zu kodieren, wenn die heparininduzierte Thrombozytopenie tatsächlich auftritt.

KDE-403 (19.08.2020)

Frage:

Bei zu erwartender schwieriger Intubation wegen einer Säbelscheidentrachea mit inspiratorischem Stridor und begleitender Adipositas per magna wird zur Struma-Operation elektiv eine komplikationslose fiberoptische Intubation der wachen Patientin durchgeführt. Ist als Nebendiagnose T88.4 *Sonstige Komplikationen bei chirurgischen Eingriffen und medizinischer Behandlung, anderenorts nicht klassifiziert, Misslungene oder schwierige Intubation* zu kodieren?

Entscheidung:

Erfolgt bei einer zu erwartenden schwierigen Intubation beispielsweise wegen einer Säbelscheidentrachea, Struma oder Adipositas per magna eine primär geplante und komplikationslose fiberoptische Intubation, so ist der Kode T88.4 *Misslungene oder schwierige Intubation* nicht zu kodieren. Diejenigen Erkrankungen/Störungen, die den erschwerten Intubationsbedingungen zugrunde liegen, sind zusätzlich zu kodieren (hier Säbelscheidentrachea, Struma, Adipositas per magna).

KDE-454 (21.07.2020)

Frage:

Ist bei Vorliegen einer extrahepatischen Cholestase durch ein präpapilläres Konkrement, welche durch Papillotomie behandelt wurde, neben dem ICD-Kode K80.51 *Gallengangsstein ohne Cholangitis oder Cholezystitis, mit Gallenwegsobstruktion* zusätzlich der ICD-Kode K71.0 *Toxische Leberkrankheit mit Cholestase* anzugeben?

Entscheidung:

Der Kode K71.0 *Toxische Leberkrankheit mit Cholestase* ist nur dann anzuwenden, wenn eine durch Giftstoffe ausgelöste toxische Leberkrankheit mit nachfolgender, zumeist intrahepatischer Cholestase vorliegt.

KDE-468 (19.08.2020)

Frage:

Aufnahme zur Durchführung einer Neurolyse bei Karpaltunnelsyndrom. Ist zusätzlich zu einem OPS-Kode aus 5-056.4 *Neurolyse und Dekompression eines Nerven, Nerven Hand* der OPS Kode 5-056.3 *Neurolyse und Dekompression eines Nerven, Nerven Arm* kodierbar?

Entscheidung:

Die einfache Neurolyse und Dekompression des Nervus medianus mit Durchtrennung des Retinaculum flexorum bei Karpaltunnelsyndrom wird mit einem Kode aus 5-056.4 *Neurolyse und Dekompression eines Nerven, Nerven Hand* kodiert.
Nach proximal erweiterte Eingriffe über die Beugefalte am Handgelenk hinaus mit Dekompression des Nervus medianus am Unterarm werden zusätzlich mit dem Kode 5-056.3 *Neurolyse und Dekompression eines Nerven, Nerven Arm* kodiert.

KDE-493 (19.08.2020)

Frage:

Im Rahmen einer Bronchoskopie wird eine Biopsie aus der Bronchialschleimhaut entnommen. Bei der abschließenden Inspektion zeigt sich eine Sickerblutung an der Biopsiestelle. Diese wird mittels Adrenalinlösung gestillt. Ist in diesem Fall die Blutstillung gesondert zu kodieren?

Entscheidung:

Erfolgt in einer, im Rahmen einer Bronchoskopie durchgeführten Biopsie aus der Bronchialschleimhaut, eine Blutstillung mittels Adrenalinlösung, so ist diese in den Kodes aus 1-430.1- *Endoskopische Biopsie an respiratorischen Organen, Bronchus* enthalten.

KDE-513 (19.08.2020)

Frage:

Stationäre Aufnahme wegen retrosternalem Brennen und rezidivierendem Brechreiz. Gastroskopisch Nachweis einer Hiatusgleithernie mit ausgeprägter Refluxösophagitis Stadium IV mit mehreren cardianahen Ulcera, jedoch ohne Blutungszeichen. Wie ist die Refluxösophagitis Stadium IV zu kodieren?

Entscheidung:

Das Stadium IV einer Gastroösophagealen Refluxkrankheit (GERD) ist mit einem Kode aus K21.- *Gastroösophageale Refluxkrankheit* und den im Einzelfall zutreffenden Kodes für die Komplikationen, z. B. K22.1 *Ösophagusulkus*, K22.2 *Ösophagusverschluss*, K22.7 *Barrett-Ösophagus*, K22.81 *Ösophagusblutung* zu kodieren.

KDE-533 (21.07.2020)

Frage:

Bei einem Patienten liegen eine leichte Aortenstenose und eine höhergradige Mitralinsuffizienz vor. Die Genese der Klappenvitien ist nicht bekannt.

Sind die Vitien jeweils spezifisch nach der Art des Vitiums zu kodieren oder ist eine Schlüsselnummer aus I08.- *Krankheiten mehrerer Herzklappen* zu verwenden?

Entscheidung:

Liegen gleichzeitig Vitien mehrerer Herzklappen vor, so ist für jede betroffene Herzklappe jeweils der Kode, welcher Art und Ursache des Vitiums zutreffend beschreibt, zu kodieren. Kombinations-Schlüsselnummern dürfen nur verwendet werden, wenn sie die genannten Informationen klappenspezifisch genau beschreiben.

KDE-545 (19.08.2020)

Frage:

Für die Berechnung der Aufwandspunkte im Rahmen der intensivmedizinischen Komplexbehandlung (8-980) werden für die „Neoplasie mit Metastase“ täglich Punkte berücksichtigt. Gilt dies auch, wenn im Einzelfall Metastasen nach den Regelungen der DKR nicht zu kodieren sind?

Entscheidung:

Sind Metastasen gemäß den Deutschen Kodierrichtlinien entweder als Haupt- oder als Nebendiagnose zu kodieren, sind sie für die Ermittlung der SAPS-Punkte bei der Kodierung der intensivmedizinischen Komplexbehandlung unter der Kategorie „Chronische Leiden, metastasierende Neoplasie“ entsprechend den „Dokumentationsvorgaben zur Erfassung der Intensivmedizinischen Komplexbehandlung“ des BfArM zu berücksichtigen.

KDE-588 (19.08.2020)

Frage:

Stationäre Aufnahme eines Patienten elektiv für drei Behandlungstage ausschließlich zur Kontrolle und Optimierung einer früher eingeleiteten noninvasiven häuslichen maschinellen Beatmung bei chronischer respiratorischer Insuffizienz.

Die Anpassung der maschinellen Beatmung erfolgt auf der Intensivstation.

Sind neben dem OPS

8-716.10 *Kontrolle oder Optimierung einer früher eingeleiteten nicht invasiven häuslichen maschinellen Beatmung*

auch die Beatmungsstunden zu erfassen?

Entscheidung:

Bei heimbeatmeten Patienten, die ausschließlich zur Kontrolle und Optimierung einer früher eingeleiteten noninvasiven häuslichen maschinellen Beatmung stationär behandelt werden, sind die Beatmungszeiten nur dann zu erfassen, wenn es sich im Einzelfall um einen „intensivmedizinisch versorgten Patienten" handelt. Die Definition der intensivmedizinischen Versorgung richtet sich nach der DKR 1001 Maschinelle Beatmung.

Der intensivmedizinisch versorgte Patient ist dort wie folgt definiert:

„*Beatmungsstunden sind nur bei „intensivmedizinisch versorgten" Patienten zu kodieren, das heißt bei Patienten, bei denen die für das Leben notwendigen sogenannten vitalen oder elementaren Funktionen von Kreislauf, Atmung, Homöostase oder Stoffwechsel lebensgefährlich bedroht oder gestört sind und die mit dem Ziel behandelt, überwacht und gepflegt werden, diese Funktionen zu erhalten, wiederherzustellen oder zu ersetzen, um Zeit für die Behandlung des Grundleidens zu gewinnen. Das Grundleiden, das die intensivmedizinische Behandlung bedingt hat, muss in diesem Zusammenhang nicht mit der Hauptdiagnose identisch sein.*
Diese intensivmedizinische Versorgung umfasst mindestens ein Monitoring von Atmung und Kreislauf und eine akute Behandlungsbereitschaft (ärztliche und pflegerische Interventionen zur Stabilisierung der Vitalfunktionen unmittelbar möglich)."

KDE-598 (19.08.2020)

Frage:

Fall 1:

Aufnahme wegen einer Sepsis / SIRS, antibiotische Therapie. Im Rahmen der Sepsis kam es zu einem akuten oligurischen Transplantatversagen bei Z. n. Nierentransplantation. Intensivmedizinische Therapie und kurzfristig Einsatz von Nierenersatzverfahren. Als Nebendiagnose wird T86.10 *Akute Funktionsverschlechterung eines Nierentransplantates* kodiert.

Darf zusätzlich der Kode

Z94.0 *Zustand nach Nierentransplantation*

als Nebendiagnose angegeben werden?

Entscheidung:

Entwickelt sich bei einem Patienten mit Zustand nach Nierentransplantation eine Verschlechterung in Bezug auf die transplantierte Niere (T86.10 *Akute Funktionsverschlechterung eines Nierentransplantates*) kann neben dem spezifischen Kode für die Verschlechterung der transplantierten Niere auch der Kode Z94.0 *Zustand nach Nierentransplantation* kodiert werden.

SCHLAGWORTVERZEICHNIS

A

Abnorme
- Kindslagen und -einstellungen 126
Abort
- bei vorzeitiger Beendigung der Schwangerschaft 121
- Definition s. Definition Fehlgeburt 119
- drohend 4
- inkomplett 120
- Komplikation nach 120
Abschürfung 139
Adhäsionen, abdominal 111
Agranulozytose 66
AIDS, s.a. HIV 64
Anamnestische Diagnose 9
Anästhesie
- Allgemein 53
- Klinische Untersuchung in Allgemeinanästhesie 53
Angina pectoris 99
Angiopathie
- diabetisch 87
Anogenitale Warzen 117
Antikoagulanzien
- Blutung
-- bei Einnahme gemäß Verordnung 151
Apoplex, s.a. Schlaganfall 93
Appendizitis 111
Arthroskopie 51
Arzneimittel
- Nebenwirkung 151
- Vergiftung 150
Aspirationssyndrom beim Neugeborenen 132
Asymptomatischer HIV-Status 64
Atemnotsyndrom des Neugeborenen 132
Atemunterstützung
- CPAP 109
- HFNC 109
- HHFNC 109
- Kinder 109
- Neugeborene 109
- Säuglinge 109
Ätiologie
- Kodierung 20, 22
Aufnahme
- zur Operation, Operation nicht durchgeführt 16
Aufnahmetag
- Beatmungsstunden 106, 109
Augenerkrankung
- diabetisch 86
Ausschlussbemerkung
- OPS 43, 45

B

Bakteriämie 65
Beatmung, maschinell 105
- Beatmungsdauer 106
- Beginn der Beatmungsdauer 107
- bei Operationen 106
- Definition 105
- Erfassung der Dauer 105
- heimbeatmete Patienten 106
- intensivmedizinisch versorgt 105
- Kodierung
-- bei Jugendlichen 106
-- bei Kindern 106
-- bei Neugeborenen 105
-- bei Säuglingen 105
-- Intubation 105
-- Tracheostomie 105
- Verfahren 105
- verlegte Patienten 108
Beatmungsdauer
- Berechnung 106
Beatmungsentwöhnung
- Kodierung 106
Beendigung
- der Schwangerschaft, vorzeitig 121
Benachbarte Gebiete
- bekannte Primärlokalisation 71
- unbekannte Primärlokalisation 71
- ungenau/n.n.bez. Lokalisation 72
Bewertung
- Befunde 4
Bewusstlosigkeit
- ohne Verletzung 143
Blasenfunktionsstörung
- neurogen
-- bei Verletzung des Rückenmarks 145
Blutung
- durch Antikoagulanzien
-- bei Einnahme gemäß Verordnung 151
- gastrointestinal 111
- peranal 112
Bone bruise 140
Brustamputation (subkutan), prophylaktisch 113
Brustimplantat, Entfernung 113

C

CPAP
- Atemunterstützung 109

D

Defibrillator 103
- Aggregatwechsel 104
Definition
- Abort s. Definition Fehlgeburt 119
- Fehlgeburt 119
- Hauptdiagnose 4
- Lebendgeburt 119
- Lebendgeburt, Lebendgeborenes 119
- Nebendiagnose 9
- Neonatalperiode, Neugeborenes 129
- Perinatalperiode 129, 131
- primärer/sekundärer Kaiserschnitt 128
- signifikante Prozedur 37
- Totgeburt 119
- Vergiftung 150
Dehydratation
- bei Gastroenteritis 112

Diabetes mellitus
- diabetisches Fußsyndrom 87
- durch Fehl- oder Mangelernährung 80
- entgleist 80
- in der Schwangerschaft 124
- mit Katarakt 86
- mit Komplikationen
-- akut metabolisch 84
-- Angiopathie 87
-- Augen- 86
-- Hauptdiagnose 80
-- Nebendiagnose 83
-- Nephropathie 85
-- Neuropathie 86
-- renal 85
-- Retinopathie 86
-- vaskulär 87
- nach medizinischen Maßnahmen 80
- sekundär 89
- Typen 79
Diabetisches Fußsyndrom 87
Diagnose
- anamnestisch 9
- doppelseitig 20
- Haupt-, s.a. Hauptdiagnose 4
- Neben-, s.a. Nebendiagnose 9
- Verdachts- 16
Diagnostische Maßnahmen
- Kodierung 37
Dialyse 117
Doppelklassifizierung 22
Drohend
- Krankheit 3
Dysphagie 94

E

Einschlussbemerkung
- OPS 43
Einstellung häusliche maschinelle Beatmung
- Kodierung 106
Einstellungsanomalien (kindliche) 126
Endoskopie 51
- multiple Gebiete 52
Entbindung
- Resultat 122
- vor der Aufnahme 126
- vorzeitig 127
Entgleisung bei Diabetes mellitus 80
Entlassungstag
- Beatmungsstunden 106, 109
Epiduralanästhesie
- in der Austreibungsphase 128
Erkrankungen der Leber
- in der Schwangerschaft 124
Exklusiva
- ICD-10-GM 30
- OPS 45
Extrauteringravidität
- Komplikation nach 120
Exzision
- Tumorgebiet 70

F

Fehlgeburt 119
Fieberkrämpfe 135
Folgeeingriff
- geplant 14
Folgezustände
- Definition 13
- spezifische Kodes 14
Fraktur 139
- kombiniert mit Luxation 140
- Luxations- 140
- offen 141
Frühgeborene
- krank 129
Frühgeburt 127
Frustrane Kontraktionen 127

G

Gangrän
- drohend 4
Gastritis
- bei Magenulkus 111
Gastroenteritis 112
Gastrointestinale Blutung 111
Geburt
- Einling 122
- Mehrlinge 122, 123
- protrahiert 128
Gesamtbeatmungszeit 106
- beatmungsfreie Intervalle 106
- Sauerstoffinhalation 106, 109
- Sauerstoffinsufflation 106, 109
Gewebespende
- Spender 56
Graft-versus-Host-Krankheit (GVHD) 57

H

Hämorrhagische Diathese
- durch Antikoagulanzien
-- bei Einnahme gemäß Verordnung 151
Harninkontinenz 135
Hauptdiagnose 4
- bei Aufnahme zur Dialyse 117
- bei Diabetes mellitus mit Komplikation(en) 80
- gesunde Neugeborene 129
- mehrere Diagnosen möglich 6
- Symptom 5
- Syndrome 11
- Verdachtsfälle 6
Herz
- Operation
-- mit/ohne Herz-Lungen-Maschine 102
-- Reoperation 103
- und Atemstillstand 101
Herzkrankheit
- hypertensiv 101
- ischämisch 99
Herzschrittmacher
- Aggregatwechsel 104
- permanent 103
HFNC
- Atemunterstützung 109
HHFNC
- Atemunterstützung 109
Hinweise
- OPS 43, 45

HIV
- akutes Infektionssyndrom 63
- Kodes 63
- Komplikationen 63
- Laborhinweis 63
- Manifestation(en) 64
- positiv, asymptomatisch 64
- Symptome 63

Hörverlust (plötzlicher) 97
Hyaline Membranenkrankheit 132
Hypertensive
- Herzkrankheit 101
- Nierenkrankheit 101

I

Infarkt
- drohend 4

Infektion des Urogenitaltraktes
- in der Schwangerschaft 124

Inklusiva
- ICD-10-GM 29
- OPS 43

Inkontinenz 135
Instillation zytotoxischer Materialien 74
Intoxikation, akut [akuter Rausch]
- Kodierung 91

Intraabdominale
- Verletzung (offen) 141

Intrakranielle
- Verletzung (offen) 141

Intrathorakale
- Verletzung (offen) 141

Intubation
- ohne maschinelle Beatmung 108

Ischämische Herzkrankheit 99
- chirurgisch behandelt 99

K

Kaiserschnitt 128
Katarakt
- bei Diabetes 86
- sekundäre Linseninsertion 95

Kindslagen
- abnorm 126

Knochenbeteiligung bei Lymphom 75
Knochenkontusion 140
Kodes
- eingeschränkte Gültigkeit 43

Kodierung
- allgemein 3
- Diagnostische Maßnahmen 37
- Doppelkodierung 20
- Folgezustände und Folgeeingriffe 13
- Kombinationsschlüsselnummern 19
- Mehrfach 22
- Mehrfachkodierung
  -- ICD-10-GM 20
  -- OPS 42
- mit Resteklassen 17, 18, 32
- Prozeduren, allgemein 37
- Prozedurenkomponenten 37
- Standardmaßnahmen 55
- Symptom 5
- Syndrome 11
- Teilleistung 47

Kombinationskodes
- ICD-10-GM 19
- OPS 42

Komplikationen
- bei chirurgischen Eingriffen 34
- bei Diabetes mellitus
  -- Hauptdiagnose 80
  -- Nebendiagnose 83
- bei Herzschrittmacherpatient 35
- in der Schwangerschaft 123
- nach Abort, Extrauteringravidität und Molenschwangerschaft 120
- nach med. Maßnahmen 34
- nach Thyreoidektomie 35
- offene Wunden 142
- Versorgung 43

Kontusion
- Knochen- 140

Koronararterienbypass
- mit/ohne Herz-Lungen-Maschine 102
- temporärer Herzschrittmacher 102

Krankheit
- akut und chronisch 15
- doppelseitig 20
- drohend 3
- nach med. Maßnahmen 34
- sich anbahnend 3
- zugrunde liegend 5

Kreuz - Stern - System 20

L

Laparoskopie 51
Lebendgeburt 119
Listen
- OPS 46

Lungenödem, akut 101
Luxation 139
Luxationsfraktur 140
Lymphangiosis carcinomatosa 74
Lymphom 74

M

Magenulkus
- mit Gastritis 111

Makulaödem 86
Malignom
- Anamnese 73
- Benachbarte Gebiete 71
- Folgebehandlungen 67
- Instillation zytotoxischer Materialien 74
- Metastasen 68
- Nachsorge 73
- Nachuntersuchung
  -- Reihenfolge der Kodes 73
- Rezidiv 70
- Schmerzbehandlung 136
- Staging 67
- Symptome 70

Malignomnachweis
- nur in der Biopsie 71

MALT-Lymphom 74
Manifestation
- bei Syndrom 12
- HIV 64
- Kodierung 20

Mehrfachverletzung 146
Mehrlingsgeburt 119, 123
Meläna 112
Metabolisches Syndrom 89
Metallentfernung 14
Metastasen
- Reihenfolge der Kodes 68
Missbrauch 149
Misshandlung 149
Molenschwangerschaft
- Komplikation nach 120
Mukoviszidose 89
Münchhausen-Stellvertreter-Syndrom 149
Myokardinfarkt
- akut 99
- alt 99
- rezidivierend 99

N

Nachsorge
- bei Malignom 73
Narbe
- Revision 113
Nebendiagnose
- anamnestisch 9
- Befunde, abnorm 11
- bei Diabetes mellitus mit Komplikation(en) 83
- Reihenfolge 11
- Symptome 11
Nebenwirkung
- durch Arzneimittel
-- bei Einnahme gemäß Verordnung 151
Neonatalperiode
- Definition 129
Nephropathie
- diabetisch 85
- hypertensiv 101
Neugeborene
- Aspirationssyndrom 132
- Atemnotsyndrom 132
- gesunde 129
- krank 129
- Transitorische Tachypnoe 132
Neurogene Blasenfunktionsstörung 145
Neuropathie
- diabetisch 86
Neutropenie 66

O

Obduktion 60
Oberflächliche Verletzung 139
Operation 16
- nicht durchgeführt 16
- Zusatzinformationen 43
- Zusatzkodes 43
OPS
- Aufbau 39
- Ausschlussbemerkung 43, 45
- Einschlussbemerkung 43
- Exklusiva 45
- Hinweise 43, 45
- Inklusiva 43
- Kombinationskodes 42
- Listen 46
- und folgende ff. 45
- Zusatzinformationen 43
- Zusatzkennzeichen R, L, B 47
- Zusatzkodes 43
Organentnahme
- zur Transplatation 56
Organspende
- Empfänger 57
- Lebendspende 56
- postmortal 56
- Spender 56
- Transplantatversagen und Abstoßung 57

P

Pankreas
- Störung innere Sekretion 89
Parenterale Therapie
- bei Neugeborenen 132
Peranale Blutung 112
Perinatalperiode
- Definition 131
Personenstandsregister 119
Plastische Chirurgie 113
Polytrauma 146
Prellung 139
Protrahierte Geburt 128
Prozedur
- aufwändigere 37
- bilateral 48
- Kodierung allgemein 37
- Komponenten
-- Kodierung 37
- mehrfach durchgeführt 48
- mit/ohne Herz-Lungen-Maschine 102
- nicht vollendet 47
- nicht zu verschlüsseln 54
- Obduktion 60
- Reihenfolge 37
- Standardmaßnahmen 55
- unterbrochen 47
- Verbringung 60
- Versorgung intraoperativer Komplikation 43
Psychische/Verhaltensstörung
- durch Drogen/Medikamente/Alkohol/Nikotin 91

R

Reoperation 53
- nach Operation am Herzen 103
Resteklassen 17
- a.n.k. 32
- nicht näher bezeichnet 17
- o.n.A. 32
- sonstige 17
Retinopathie
- diabetisch
-- mit Makulaödem 86
Revision
- nach Operation am Herzen 103
- Narbe 113
Rezidiv
- Malignom 70

Rückenmark
- Verletzung
-- akute Phase 144
-- chronische Phase 145
-- Neurogene Blasenfunktionsstörung 145
-- Wirbelfraktur- und Luxation 145
- Verletzung des Rückenmarks 143
Rückverlegung
- aus anderen Krankenhäusern 8

S

Schädlicher Gebrauch (psychotroper Substanzen)
- Kodierung 91
Schlaganfall 93
- akut 93
- alt 93
Schmerz
- akut 135
- Behandlung 135
- chronisch 136
Schmetterlingsfraktur 147
Schrittmacher, s.a. Herzschrittmacher
- permanent 103
Schwangerschaft
- als Nebenbefund 125
- Beendigung, vorzeitig 121
- Diabetes mellitus 124
- Diffuse Beschwerden 124
- Erkrankungen der Leber 124
- Infektion des Urogenitaltraktes 124
- Kodierung der Dauer 122
- Komplikationen 123
- verlängerte Dauer 127
Schwerhörigkeit 97
Sectio 128
Sekundäre(r)
- Diabetes mellitus 89
- Linseninsertion (bei Katarakt) 95
Sepsis 65
Shunt
- für Dialyse
-- Verschluss 104
SIRS 66
Spätfolgen s.a. Folgezustände 13
Sprunggelenkfraktur
- bimalleolar 147
Staging 67
Standardmaßnahmen
- Kodierung 55
Störung
- nach med. Maßnahmen 34
Stuhlinkontinenz 93, 135
Subkutane Brustamputation, prophylaktisch 113
Symptom
- als Hauptdiagnose 5, 16
- als Nebendiagnose 11
Syndrome 11
- angeboren 12
- diabetischer Fuß 87
- metabolisches 89

T

Taubheit 97
Teilleistung, Kodierung 47
Tetraplegie/Paraplegie
- nicht traumatisch 94
- traumatisch 143
Totgeburt 119
Transitorische Tachypnoe beim Neugeborenen 132
Transplantat
- Versagen und Abstoßung 57
--Kornea 95
Transplantation 56
- Graft-versus-Host-Krankheit (GVHD) 57
- hämatopoetische Stammzellen 57

U

Übertragung (Schwangerschaft) 127
und folgende ff.
- OPS 45
Untersuchung, klinische
- in Allgemeinanästhesie 53
Urininkontinenz 93
Urosepsis 65
Uterusnarbe 126

V

Vaskuläre Erkrankung
- diabetisch 87
Verbrennungen/Verätzungen
- Körperoberfläche 149
- Reihenfolge der Kodes 148
Verbringung 60
Verdachtsdiagnosen 16
- bei Entlassung 16
- bei Verlegung 17
- Hauptdiagnose bei V.a. 6
Vereinbarungen (formale)
- Systematik ICD-10-GM 29
Vergiftung
- durch Arzneimittel/Drogen 150
Verlegung
- Beatmung, maschinell 108
- intern 7
- mit Verdachtsdiagnose 17
Verlegungstag
- Beatmungsstunden 106, 109
Verletzung
- des Rückenmarks 143
-- akute Phase 143, 144
-- chronische Phase 145
- Mehrfach- 146
- bimalleolare Sprunggelenkfraktur 147
- Schmetterlingsfraktur 147
- mit Bewusstlosigkeit 142
- multiple 146
- oberflächlich 139
- offen
-- Abdomen 141
-- Kopf 141
-- Thorax 141
- offene Wunden 140
- Polytrauma 146
Verminderte Kindsbewegungen 126
Verwendete Schreibweisen
- OPS 47
Verwendete Symbole
- OPS 47

Verwendung von ‚und‘
- OPS 46
Vorzeitige
- Entbindung 127
- Wehen 127

W

Warzen
- anogenital 117
Weaning
- Kodierung 106
Wehen
- vorzeitig 127
Weichteilschaden
- bei Fraktur 139
Wiederaufnahme 7
Wirbelfraktur- und Luxation 145
Wunde (offen) 140

Z

Zusatzinformationen
- OPS 43
Zusatzkennzeichen OPS (R, L, B) 47
Zusatzkodes
- OPS 43
Zystische Fibrose 89

SCHLÜSSELNUMMERVERZEICHNIS

ICD-Kode-Index

ICD-Kode	DKR	Seite
A02.1	0103	65
A08.0	1602	131
A17.0†	D012	21
A18.0†	D012	21
	D013	33
A22.8†	D013	31
A27.–†	D013	31
A30.–	D013	31
A32.1†	D013	31
A32.7	0103	65
A39.2	0103	65
A39.3	0103	65
A39.4	0103	65
A40.–	0103	65
A41.–	0103	65
A46	0401	89
	D013	30, 31
A49.–	0103	65
A54.4†	D012	21
A54.8	D012	22
A54.8†	D013	31
A54.9	0103	65
A63.0	1403	117
A70	D013	33
B05.2	D013	33
B15–B19	1510	124
B20	0101	64, 65
B20–B24	0101	63, 64
B21	0101	64
B22	0101	64
B23.0	0101	63
B23.8	0101	64
B24	0101	64
B37.0	0101	65
B37.7	0103	65
B48.5	D013	33
B90.–	D005	14
B91	D005	13, 14
B92	D005	14
B94.–	D005	14
B94.0	D005	13
B95!–B98!	D012	23
B95.–!	D012	26
B95.6!	1905	142
B96.–!	D012	26
B97.–!	D012	26
B98.–!	D012	26
C16.0	0206	71
C16.2	0201	70
C18.4	0201	68, 69
C34.1	1806	137
C41.4	1806	136
C44.2	P005	49
C44.3	P005	49
C44.6	P005	49
C50.4	0201	67, 68
C52	0206	72
C53.–	0206	72
C53.1	0206	71
C53.8	0206	71
C57.8	0206	72
C61	0201	69
C71.1	0201	67
C71.8	0201	70
C76.–	0206	72
C77.–	0215	75
C78.–	0215	75
C78.2	0214	74
C78.7	0201	68, 69
C79.0	0215	75
C79.1	0215	75
C79.2	0215	75
C79.3	0215	75
C79.4	0215	75
C79.5	0215	75
	1806	137
C79.6	0215	75
C79.7	0215	75
C79.8-	0215	75
C79.9	0215	75
C80.–	0201	68, 69
C81.4	0201	67
C81–C88	0215	74, 75
C88.–	0208	72
C90.–	0208	72
C91–C95	0208	72, 73
C92.0-	D006	15
C92.1-	D006	15
C94.8!	D012	26
C95.8!	0208	73
	D012	26
C97!	D012	26
	P005	49
D50.9	1510	125
D59.2	1917	151
D65.1	1504	120
D68.33	1917	152
D70.–	0103	66
E00–E07†	D012	22
E05.0	D012	22
E10 bis E14	1510	124
E10.–	0401	79
E10.20†	0401	85
E10.30†	0401	83
	D012	24
E10.50†	0401	83
	D012	24
E10.61	0401	81
E10.61†	0401	81
E10.73†	0401	82
	D012	25
E10.75†	0401	89
E10.91	0401	80
E10†–E14†	0401	85, 86, 87
E10–E14	0401	79, 80, 81, 82, 83, 84
	1916	150

ICD-Kode	DKR	Seite
E11.–	0401	79
E11.20	0401	84
E11.72†	0401	84
E12.–	0401	79
E13.–	0401	79, 80
E14.–	0401	79
E15–E16†	D012	22
E16.0	0401	89
E16.1	0401	89
E16.2	0401	89
E16.8	0401	89
E16.9	0401	89
E20–E34†	D012	22
E64.–	D005	14
E68	D005	14
E70–E89†	D012	22
E84.–	0403	89, 90
E84.0	0403	90
E84.1	0403	90
E84.8-	0403	90
E84.80	0403	90
E84.87	0403	90
E84.88	0403	90
E86	1107	112
E87.1	1917	151
E89.–	D015	34
E89.0	D015	35
E89.1	0401	80
F00–F09	D012	23
F10.0	0501	91
F10.1	0501	91
F10.2	0501	91
F10–F19	0501	91
G01*	D012	21
	D013	31
G03.9	D008	17
G04.9	0603	94
G05.0*	D013	31
G09	D005	14
G59.0*	0401	86
G63.2*	0401	84, 87, 88, 89
G63.3*	D012	22
G73.0*	0401	87
G81.0	0601	93
G81.1	0601	93
	D005	13
G82.–	0603	94
	1910	145
G82.03	1910	145
G82.6-!	0603	94
	1910	145
	D012	26
G82.66!	1910	145
G83.2	D005	13
G83.4-	1910	145
G83.41	1910	145
G90.–	D013	33
G90.0-	D013	33
G90.00	D013	33
G90.08	D013	33
G90.1	D013	33
G95.8-	1910	145
G95.81	1910	145
G97.–	D015	34
G99.0*	0401	88
H02.8	D009	19
H02.9	D009	19
H16.–	0704	95
H18.–	0704	95
H20.–	0704	95
H25.–	0401	86
H26.–	0401	86
H26.9	D009	19
H27.0	0702	95
H28.0*	0401	86
H35.8	0401	86
H36.0*	0401	82, 83, 84, 86
	D012	24, 25
H44.0	0704	95
H44.1	0704	95
H54.–	0401	86
H54.4	D005	13
H57.9	D009	19
H59.–	D015	34
H65.3	D007	16
H75.0*	D012	21
H90.–	0801	97
H91.–	0801	97
H95.–	D015	34
I05.–	D013	32
I05.0	D013	32
I05.1	D013	32
I05.2–I05.9	D013	32
I10.00	0401	84
I11.–	0904	101
I12.–	0905	101
	0906	102
	D013	30
I13.–	0906	102
I20.–	0901	99
I20.0	0901	99, 100
	D001	4
I21.–	0901	99
I22.–	0901	99
I25.11	0901	100
I25.12	0901	100
I25.13	0901	100
I25.14	0901	100
I25.15	0901	100
I25.16	0901	100
I25.2-	0901	99
I25.8	0901	99
I34.–	D013	32
I46.–	0903	101
I50.–	0904	101
	0906	102
I50.01	D012	27
I50.02!	D012	26
I50.02! –I50.05!	D012	27
I50.03!	D012	26
I50.04!	D012	27
I50.05!	D012	27
I50.1-	D012	22, 27
I50.14	0902	101
I51.–	0904	101
I60–I64	0601	93
I61.0	1917	152
I63.3	0601	93
I67.80!	D012	27
I69.–	0601	93
	D005	14

ICD-Kode	DKR	Seite
I69.4	0601	93
	D005	13
I70.20	0401	88
I70.21	0401	88
I70.22	0401	88
I70.23	0401	83, 84, 88
	D012	24
I70.24	0401	88, 89
	D001	4
I70.25	0401	88
	D010	19
I70.29	0401	88
	D010	19
I79.2*	0401	82, 83, 87, 89
	D012	24, 25
I80.28	D015	35
I88.–	D013	30
I88.0	D006	15
I97.–	D015	34
I97.89	D015	35
J01.1	D007	16
J10–J15	D013	33
J13	0601	93
J16.–	D013	33
J16.0	D013	33
J16.8	D013	33
J17.0*	D012	22
J18.–	D013	33
J18.9	D013	33
J20.1	0403	90
J35.0	D007	16
J44.1-	D006	15
J45.0	1510	125
J81	0902	101
J91*	D012	22
J95.–	D015	34
K20	0501	91
K21.0	1105	111
K22.81	1105	111
K25.–	1103	111
K25.0	1105	111
K29.–	1103	111
K31.–	D013	29, 30
K31.0	D013	29
K31.1	D013	29, 30
K35.–	1101	111
K36	1101	111
	D013	31
K37	1101	111
K40.20	D011	20
K57.0–K57.1	D013	29
K62.5	1105	112
K62.8	1403	117
K66.0	1102	111
K67.1*	D012	22
K70–K77	1510	124
K72.7-!	D012	27
K74.7-!	D012	27
K85.00	D006	15
K86.1	D006	15
K91.–	D015	34
K92.–	1105	112
K92.0	1916	150
K92.0–K92.2	D013	29
K92.2	1105	112
L02.4	0401	88
L03.02	0401	88
L03.10	1905	142
L03.11	0401	88
L40.7-!	D012	27
L50.–	D009	18
L50.0	D009	18
L50.1	D009	18
L50.2	D009	18
L50.3	D009	18
L50.4	D009	18
L50.5	D009	18
L50.6	D009	18
L50.8	D009	18
L50.9	D009	18
L57.0	P005	49
L89.–	0401	88
L89.0-	0401	88
L89.1-	0401	88
L89.2-	0401	88
L89.3-	0401	88
L89.9-	0401	88
L90.5	1205	113
L97	0401	88
M01.1-*	D012	21
M01.15*	D012	21
M01.16*	D012	21
M20.1	0401	88
M20.2	0401	88
M20.3	0401	88
M20.4	0401	88
M20.5	0401	88
M21.27	0401	88
M21.37	0401	88
M21.4	0401	88
M21.57	0401	88
M21.6-	0401	88
M49.0-*	D012	21
M54.5	1806	136
M68.0-*	D012	21
M73.0-*	D012	21
M73.09*	D012	21
M84.03	D005	13
M90.0-*	D012	21
M96.–	D015	34
N04.1	D004	12
N08.3*	0401	81, 82, 85
	D012	25
N18.–	0905	101
	0906	102
N18.5	0401	85
N39.0	1910	145
N39.3	1804	135
N39.4-	1804	135
N39.47!	D012	27
N48.8	1403	117
N88.8	1403	117
N89.8	1403	117
N90.8	1403	117
N99.–	D015	34
O00.1	1504	120
O00–O02	1504	120
O03.1	1504	121
O03.3	1504	121
O03–O06	1504	120
O03–O07	0103	66
	1504	121

ICD-Kode	DKR	Seite
O04.–	1505	121
O08.–	1504	120, 121
O08.0	0103	66
O08.1	1504	120
O08.3	1504	120, 121
O09.–!	1505	121, 122
	1508	122
	1519	127
	D012	27
O09.1!	1504	120, 121
	D012	26
O09.4!	1510	124, 125
O09.5!	1509	123
O09.6!	1508	122
O20.0	D001	4
O20–O29	1510	123
O23.–	1510	124
O24.–	1510	124
O24.0 bis O24.3	0401	79
O24.4	0401	79
O26.–	1510	124
O26.6-	1510	124
O26.82	1510	124
O26.88	1510	124
O30.0	1509	123
O32.1	1512	126
O32.5	1509	123
O34.2	1515	126
O35.0	1505	121, 122
O36.8	1514	126
O47.0	1519	127
O47.1	1519	127
O48	1520	127
O60.0	1519	127
O60.1	1505	122
	1509	123
	1519	127
O60.2	1519	127
O60.3	1505	122
	1519	127
O63.–	1521	128
O64.1	1512	126
O64.8	1509	123
O71.6	D013	32
O74.6	1524	128
O75.3	0103	66
O75.5	1521	128
O75.6	1521	128
O80	1508	122
O85	0103	66
O94	D005	14
O94–O99	1510	123
O98.–	1510	124
O98.7	0101	63, 64
O99.–	1510	124
O99.0	1510	125
O99.5	1510	125
P01.1	1602	131
P07.12	1601	130
P20.–	1606	133
P21.0	1606	133
P21.1	1601	130
P22.0	1601	130
	1604	132
P22.1	1605	132
P23.–	D013	33

ICD-Kode	DKR	Seite
P24.–	1605	132
P25.1	1601	130
P28.0	1602	131
P36.–	0103	65
P59.9	1601	130
P70.0	0401	79
P70.1	0401	79
P70.2	0401	79
P90	1601	129
	1606	133
P91.3	1606	133
P91.4	1606	133
P91.5	1606	133
P91.6	1606	133
Q02	D004	12
Q21.0	D004	12
Q40.0	D013	29
Q40.1	D004	12
Q87.–	D004	12
Q87.8	D004	12
Q90.0	D004	12
R00–R99	D002	6
R02.8	D010	19
R04.0	1917	152
R10.3	D008	17
R13.–	0601	94
R15	1804	135
R32	1804	135
R40.0	1909	143
R40.1	1909	143
R40.2	1909	143
	1916	150
R47.0	0601	93
R52.–	1806	136
R52.0	1806	135
R52.1	1806	136
R52.2	1806	136
R56.0	1805	135
R56.8	0201	70
R59.–	D013	30
R59.1	0101	63
R65.–!	0103	66
	D012	27
R65.0!	0103	66
R65.1!	0103	66
R65.2!	0103	66
R65.3!	0103	66
R65.9!	0103	66
R73.0	0401	79
R75	0101	63, 64
S00.85	1911	148
S00–S99	1911	146, 147
S01.41	1911	148
S01.83!	1905	141
	D012	27
S01.87!–S01.89!	1905	142
S02.1	1909	143
S06.31	1911	148
S06.5	1909	143
S06.7-!	1909	142
	D012	27
S06.70!	1911	148
S06.71!	1909	143
S08.1	1911	148
S09.7	1911	148
S10.0	1911	148

ICD-Kode	DKR	Seite
S14.7-!	1910	143
	D012	27
S21.83!	1905	141
	D012	27
S21.87!–S21.89!	1905	142
S21.88!	1910	146
S22.01	1910	146
S22.02	1910	146
S22.06	1910	144
S23.11	1910	146
S23.12	1910	146
S23.14	1910	144
S24.11	1910	146
S24.12	1910	144
S24.7-!	1910	143
	D012	27
S24.72!	1910	146
S24.75!	1910	144
S31.83!	1905	141
	D012	25, 27, 28, 29
S31.87!–S31.89!	1905	142
S32.5	1911	147
S32.7	1911	147
S32.81	1911	147
S34.7-!	1910	143
	D012	27
S34.72!	1910	144
S36.03	1905	141
	D012	28, 29
S36.40	D012	29
S36.49	1905	141
	D012	28
S37.03	1905	141
	D012	28, 29
S40.0	1911	148
S41.87!	1903	140
S42.11	1902	139
S42.21	0401	84
	1903	140
S42.41	1902	139
S43.01	1903	140
S52.21	1903	140
S52.31	D005	15
S52.51	D011	20
S61.0	1905	142
S62.32	1510	125
	D012	26
S71.1	1911	148
S71.88!	1903	139
S72.3	1903	139
S82.5	1911	147
S82.6	1911	147
S82.81	1911	147
Sx1.84!	D012	27
Sx1.84!–Sx1.89!	1903	139, 140
Sx1.85!	D012	27
Sx1.86!	D012	27
Sx1.87!	D012	27
Sx1.88!	D012	27
Sx1.89!	D012	27
T00–T07	1911	146
T01.8	1911	148
T07	1911	147
T21.23	1914	149
T21.25	1914	149
T25.3	1914	148
T29.–	1914	149
T31.–!	1914	149
	D012	27
T32.–!	1914	149
	D012	27
T36–T50	1916	150
T38.3	1916	150
T39.0	1916	150
T39.1	1916	151
T40.2	1916	150
T45.5	1916	150
T51–T65	1916	150
T74.–	1915	149
T80–T88	D015	34
T82.1	0911	104
	D015	35
T82.7	0911	104
T82.8	0911	104
T85.4	1205	113
T85.73	1205	113
T85.82	1205	113
T85.83	1205	113
T86.–	P015	57
T86.83	0704	95
T89.0-	1905	142
T90–T98	D005	14
T92.1	D005	13
U07.0!	D012	27
U07.1!	D012	27
U07.2!	D012	27
U60.–!	D012	27
U61.–!	D012	27
U69.0-!	D012	28
U69.10!	D012	28
U69.11!	D012	28
U69.12!	D012	28
U69.13!	D012	28
U69.20!	D012	28
U69.21!	D012	28
U69.40!	D012	28
U80.–!	D012	28
U81.–!	D012	28
U82.–!	D012	28
U83!	D012	28
U84!	D012	28
U85!	D012	28
U99.–!	D012	26
U99.0!	D012	26, 28
X49.9!	1916	150
X84.9!	1916	150
Y57.9!	1917	151, 152
Z00.5	P015	56, 57
Z03.–	D002	6
Z03.0 bis Z03.9	D002	6
Z03.6	D002	6
Z08.–	0209	73
Z08.1	0209	74
Z21	0101	63, 64
	1917	151
Z33!	D012	26
Z34	1510	125
	D012	26
Z35.–	1510	125
Z37.–!	1507	122
	D012	28

ICD-Kode	DKR	Seite
Z37.0!	1505	122
	1508	122
Z37.1!	1505	122
Z37.2!	1509	123
Z38.–	1601	129, 130
Z38.0	1601	129, 130
	1602	131
Z38.1	1601	129
Z39.–	1518	126, 127
Z42.–	1205	113
Z42.1	1205	113
Z45.0-	0911	104
Z47.0	D005	14, 15
Z48.8	0912	104
	1518	127
Z49.1	1401	117
Z50.–!	D012	26
Z51.1	0212	74
Z52.–	P015	56, 57
Z52.01	P015	56, 58
Z52.08	P015	58
Z52.1	P015	58
Z52.2	P015	58
Z52.3	P015	58
Z52.4	P015	56, 58
Z52.6	P015	58
Z52.80	P015	58
Z52.88	P015	58
Z53	D007	16
Z54.–!	D012	26
Z85.–	0209	73
Z85.5	0209	74
Z89.4	0401	88
Z89.5	0401	88
Z89.6	0401	88
Z89.7	0401	88
Z95.0	0911	104
Z95.1	0901	100
Z95.5	0901	100
Z96.1	0704	95
Z99.2	1401	117

OPS-Kode-Index

OPS-Kode	DKR	Seite
1-100	P008	53
1-212	P003	45
1-212.0	P003	45
1-212.y	P003	45
1-266.0	0911	103
1-334	P003	45
1-415	P003	44
1-463.0	D004	12
1-502.2	P003	46
1-620.00	P007	52
1-636.0	P007	52
1-661	0209	74
1-71	P014	55
1-844	P005	50
1-853.2	P005	50
3-035	P003	44
3-200	1909	143
3-203	1910	144
3-225	P001	38
3-820	P009	53
5-016.4	P003	46
5-023.00	P006	52
5-038.4	P003	44
5-039.34	1806	136
5-039.e0	1806	136
5-056.40	P004	48
5-059.b	P006	52
5-062.8	P013	54
5-063.2	P003	42
5-112	P015	58
5-113.0	P015	58
5-125	P015	59
5-181.0	P005	49
5-212.0	P005	49
5-289.1	P013	54
5-311	1001	105, 108
5-312	1001	105, 108
5-324.c	P015	58
5-335.2	P015	58, 59
5-335.3	P015	58, 59
5-340.1	P004	48
5-340.d	P013	54
5-349.6	P013	54
5-351	P003	41
5-351.12	P003	41
5-352.00	0909	103
5-362	0908	102
5-363.1	0909	103
5-363.2	0909	103
5-375.0	P015	59
5-375.1	P015	59
5-375.2	P015	59
5-375.3	P015	59
5-375.4	P015	59
5-379.5	0909	103
	P013	54
5-380.1	P003	46
5-393.42	0401	83, 84
5-394.6	0912	104
5-410.0	P015	58
5-410.1	P015	58
5-410.11	P015	56
5-410.3	P015	58
5-411	P015	58
5-44	P003	39, 40
5-448	P003	39, 40
	P006	52
5-448.0	P003	40
	P006	52
5-448.00	P003	40
5-448.01	P003	40
5-448.02	P003	40
5-448.03	P003	40
5-448.0x	P003	40
5-448.1	P003	40
	P006	52
5-448.10	P003	40
5-448.2	P003	40
	P006	52
5-448.3	P003	40
	P006	52
5-448.4	P003	40
5-448.5	P003	40
5-448.50	P003	40
5-448.51	P003	40
5-448.52	P003	40
5-448.53	P003	40
5-448.54	P003	40
5-448.5x	P003	40
5-448.6	P003	40
5-448.a	P003	40
5-448.b	P003	40
5-448.c	P003	40
5-448.d	P003	40
5-448.e	P003	40
5-448.f	P003	40
5-448.f0	P003	40
5-448.f1	P003	40
5-448.f2	P003	40
5-448.f3	P003	40
5-448.fx	P003	40
5-448.x	P003	40, 41
5-448.x0	P003	41
5-448.y	P003	40, 41
5-451	P003	44
5-451.7	P003	44
5-455.64	P001	38
5-455.9	P003	46
5-467.61	P015	59
5-467.62	P015	59
5-467.91	P015	59
5-467.92	P015	59
5-469.1	1102	111
5-469.2	1102	111
5-503.3	P015	58
5-503.4	P015	58
5-503.5	P015	58
5-503.6	P015	58
5-504	P015	58, 59
5-511.02	P001	38
5-511.11	P006	51
5-528	P015	59
5-530.31	D011	20
5-541.0	P004	48

OPS-Kode	DKR	Seite
5-554.8	P015	56, 58
5-555	P015	58, 59
5-559.3	P013	54
5-683.04	P004	48
5-685.3	P001	38
5-702.1	P008	53
5-720.1	P001	38
5-727.1	1509	123
5-733	P004	48
5-74	1525	128
5-740.0	1525	128
5-740.1	1509	123
	1525	128
5-749.0	P013	54
5-783	P015	58
5-783.0d	P003	43
5-784	P003	42, 45
	P015	58
5-784.0d	P003	43
5-785	P003	42
5-786	P003	42
5-787.35	D005	15
5-790.16	D011	20
5-801.b	P003	45
5-812.9	P003	45
5-820	P003	42, 43
5-820.0	P003	42
5-820.00	P003	43
5-820.2	P003	42
5-820.7	P003	42
5-821.12	P013	54
5-829.1	P003	42
5-829.a	P003	42
5-829.c	P003	42
5-829.e	P003	42
5-829.h	P003	42
5-829.m	P003	42
5-829.n	P003	42
5-829.p	P003	42
5-836.41	1910	144
5-83b.31	1910	144
5-864.8	P005	51
5-86a.4	P003	42
5-89	P003	46
5-89…5-92	P015	58
5-894.08	P005	49
5-894.0a	P005	49
5-894.0f	P005	49
5-901	P015	58
5-904	P015	58
5-919.0	P005	49
5-924	P015	58
5-93…5-99	P003	43
5-930.4	0401	83, 84
5-981	1911	148
5-982	1911	148
5-983	P013	54
5-995	P004	47
6-00	P005	51
	P014	55
8-01	P005	50
8-010	1603	132
8-120	1916	151
8-152.1	P005	50
8-153	P005	50

OPS-Kode	DKR	Seite
8-17	P005	50
8-191	P005	50
	P014	55
8-192	P005	50
8-310	P003	42
	P014	55
8-390	P005	50
8-510.1	P004	48
8-523.4	0201	69
8-530.2	0201	69
8-530.5	0201	69
8-530.6	0201	69
8-530.7	0201	69
8-530.9	0201	69
8-531	0201	69
8-541.4	0212	74
8-542.11	0201	69
8-543.32	P001	38
8-547	P014	55
8-547.0	0201	69
8-547.1	0201	69
8-547.2	0201	69
8-55	P005	50
8-56	P005	50
8-560.2	1601	130
8-70	1001	108
8-700	1001	108
	P005	50
8-701	1001	105, 108
8-704	1001	105
8-706	1001	105
8-711	1001	105, 108
8-711.0	1001	109, 110
8-711.00	1001	109
8-711.4	1001	109
8-712	1001	106, 108
8-712.0	1001	110
8-714.0	P005	51
8-716	1001	106
8-717	1001	110
8-718	1001	106, 108
8-720	P005	50
8-771	0903	101
8-800	P005	51
8-802	P015	58
8-802.6	P005	51
8-805	P015	58
8-810	P005	51
8-810.8	P005	51
8-810.83	P005	51
8-810.84	P005	51
8-810.8z	P005	51
8-837.k0	P005	49
8-851	0908	102
8-851.4	0908	102
8-851.5	0908	102
8-853.1	1401	117
8-853.7	1401	117
8-853.8	1401	117
8-854.6	1401	117
8-854.7	1401	117
8-855.1	1401	117
8-855.7	1401	117
8-855.8	1401	117
8-857.1	1401	117

OPS-Kode	DKR	Seite
8-857.2	1401	117
8-862	P015	58
8-862.0	P015	59
8-90	P009	53
8-900	P009	53
8-91	1806	136
	P001	38
	P005	50
8-910	P001	38
8-919	1806	136
	P001	37, 38
8-920 bis 8-924	P005	50
8-925	P005	50
8-930 bis 8-932	P005	50
8-933	P005	50
8-978	P015	57
9-260	1508	122
9-261	1509	123
9-31	P005	50
9-40	P005	50
9-403	P005	50
9-990	P017	60

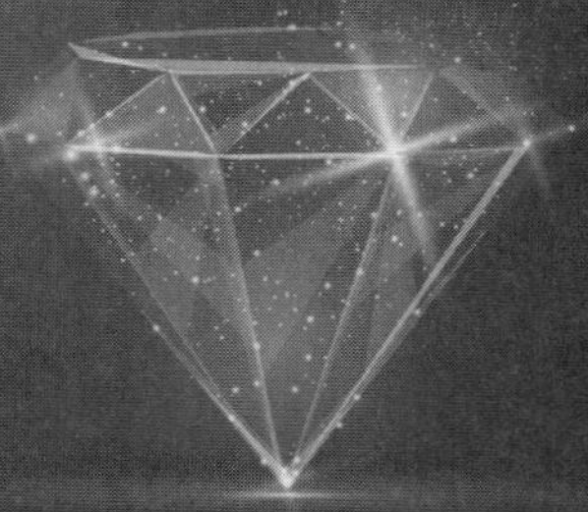

Für Profis nur das Beste:
Die Kodierwerke mit dem richtigen Schliff!

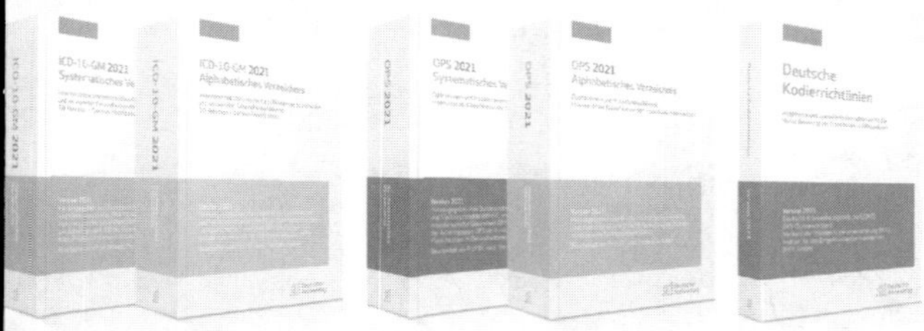

re Vorteile durch die redaktionelle Bearbeitung des
eutschen Ärzteverlags:

**s zu 10 %
eitersparnis**

durch die nutzer-
eundliche Gestaltung:
- Griffleisten zum schnellen Finden der Kapitel bzw. Kode-Buchstaben
- Lebende Kopfzeilen mit den Stichwörtern der jeweiligen Seite
- Intuitive Integration von Listen und Subklassifikationen
- Hochwertige Ausstattung

Mehr Effizienz

Erkennen Sie bei den systematischen Verzeichnissen auf einen Blick, was sich im Vergleich zur Vorversion geändert hat! Differenzierte Markierungen (kodierrelevant, rein inhaltlich, gelöscht) und die Auflistungen der wesentlichen Änderungen machen dies möglich.

Verlässlicher Standard

Profitieren Sie von über 25 Jahren Erfahrung bei der Bearbeitung und Herausgabe medizinischer Klassifikationen. Die Versionen 2021 sind bearbeitet von Prof. Dr. med. Thomas Auhuber und dem Kodierwerke-Team des Deutschen Ärzteverlags.

**Die DÄV-Kodierwerke: bearbeitet von Profis für Profis!
Mehr Infos: kodierwerke.aerzteverlag.de**

GÜNSTIGE MENGENPREISE

**ICD-10-GM 2021
Systematisches Verzeichnis**
broschiert, € 24,98*
ab 20 Ex. € 17,51 zzgl. 7% MwSt.
ISBN 978-3-7691-3722-4

**ICD-10-GM 2021
Alphabetisches Verzeichnis**
broschiert, € 24,98*
ab 20 Ex. € 17,51 zzgl. 7% MwSt.
ISBN 978-3-7691-3723-1

**OPS 2021
Systematisches Verzeichnis**
broschiert, € 24,98*
ab 20 Ex. € 17,51 zzgl. 7% MwSt.
ISBN 978-3-7691-3724-8

**OPS 2021
Alphabetisches Verzeichnis**
broschiert, € 24,98*
ab 20 Ex. € 17,51 zzgl. 7% MwSt.
ISBN 978-3-7691-3725-5

Deutsche Kodierrichtlinien 2021
broschiert, € 7,99*
ab 20 Ex. € 5,95 zzgl. 7% MwSt.
ISBN 978-3-7691-3726-2

irekt bestellen: www.aerzteverlag.de/buecher

/ersandkostenfreie Lieferung innerhalb Deutschlands bei Online-Bestellung, ausgenommen Mengenabnahmen
Mail: kundenservice@aerzteverlag.de | Telefon: 02234 7011-335 | Telefax: 02234 7011-476
der in Ihrer Buchhandlung

le Preise verstehen sich inkl. gesetzlicher Mehrwertsteuer und zzgl. Versandkosten in Höhe von 4,90 € (zzgl. MwSt).
Mengenabnahmen auf Anfrage. Irrtümer und Preisänderungen vorbehalten.

Deutscher Ärzteverlag

Schnell und sicher kodieren

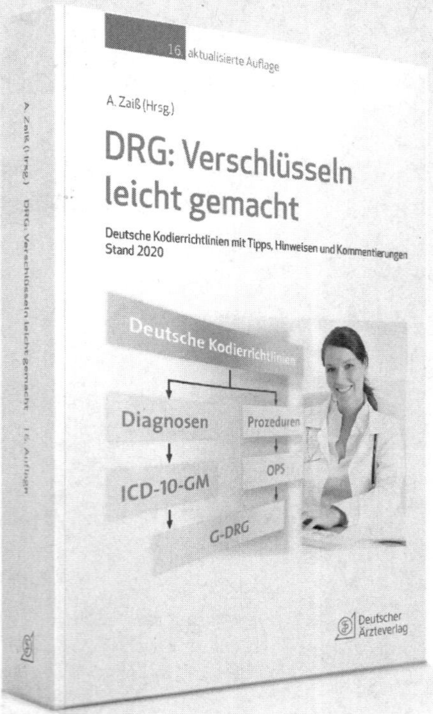

Kommen Sie mit der anwendergerechten Aufbereitung und Kommentierung der Deutschen Kodierrichtlinien 2020 schneller zum Ziel:

- Sachgerechte Kodierung der Diagnosen und Prozedu- ren leicht gemacht
- Basierend auf den Regeln der Deutschen Kodierricht- linien 2020, der ICD-10-GM 2020 und des OPS 2020
- Mit wichtigen Aktualisierungen zu den Themen:
  - Maschinelle Beatmung
  - Bakteriämie, Sepsis, SIRS
  - Corona-Viruskrankheit
- Nach medizinischen Gesichtspunkten gegliederte Zusammenfassungen in Themenbereiche, z.B. Tumore oder Geburtshilfe
- Umfangreiche Lern- und Schulungsmaterialien wie Übersichten, Flussdiagramme, Tabellen und Abbildungen
- Kompetente Autoren, die im Krankenhaus arbeiten, ärztliche Mitarbeiter schulen und genau wissen, worauf es beim Verschlüsseln ankommt.

Profitieren Sie von der jahrelangen Praxiserfahrung des Autorenteams!

16. aktualisierte Auflage 2020
449 Seiten, 30 Abbildungen,
46 Tabellen, broschiert
ISBN 978-3-7691-3706-4
ISBN eBook 978-3-7691-3716-3
jeweils € 59,99*

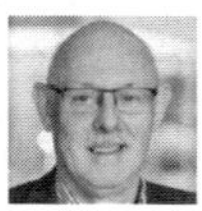

Dr. med. Dipl.-Math. Albrecht Zaiß, ehemaliger Leiter der Abteilung Medizincontrolling des Universitätsklinikums Freiburg, Arbeitsschwerpunkte: medizinische Klassifikation, Basisdokumentation und Kodierung, Krankenhausinformationssysteme.

Direkt bestellen: www.aerzteverlag.de/buecher

>Versandkostenfreie Lieferung innerhalb Deutschlands bei Online-Bestellung, ausgenommen Mengenabnahmen
E-Mail: kundenservice@aerzteverlag.de | Telefon: 02234 7011-335 | Telefax: 02234 7011-476
Oder in Ihrer Buchhandlung

*Alle Preise verstehen sich inkl. gesetzlicher Mehrwertsteuer und zzgl. Versandkosten in Höhe von 4,90 € (zzgl. MwSt). Irrtümer und Preisänderungen vorbehalten.

Deutscher Ärzteverla